VERA CORDES

ICH HÄTTE DA WAS FÜR SIE

*Meine besten Tipps,
selbst erprobt*

INHALT

HERZLICH WILLKOMMEN!

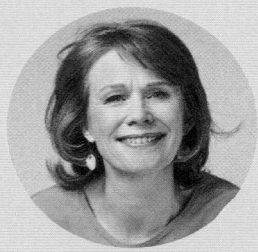

Ob Sauna für die Augen, tägliche Rollkur, Bauchnabel- oder Bleistifttrick: Selten habe ich meine Lieblingsgesundheitstipps selbst so oft angewendet wie in den letzten Monaten beim Schreiben dieses Buches. Denn auch bei mir artet stundenlange Arbeit am PC unweigerlich in Rückenschmerzen, Stress und trockene Augen aus.

Zum Glück habe ich einen Beruf, bei dem ich zwangsläufig die neuesten medizinischen Infos bekomme. Ein Traum, denn der richtige Tipp zur rechten Zeit kann Wunder wirken. Das begeistert mich immer wieder. Deshalb wende ich alles, was ich hier zusammengetragen habe, auch privat an und gebe mein Wissen gerne weiter – an Leute, die mich fragen, aber auch an solche, die nicht gefragt haben, von denen ich aber glaube, dass sie Rat gebrauchen könnten. Davon kann meine Familie seit Jahren ein Lied singen. Wohl auch deshalb musste es irgendwann zu diesem Moment am Küchentisch kommen, an dem Kinder, Mann und Mutter beschlossen, dass ich dieses Buch schreiben möchte. Wir saßen beim Essen, und ich hielt gerade einen Impulsvortrag über gesundes Gemüse, als mich meine Tochter unterbrach: »Maaam, schreib doch mal ein Buch, dann kannst du endlich alle deine Tipps loswerden.« Mein Sohn war auch dafür, mein Mann hielt sich zurück, wohl ahnend, dass er in mancher Geschichte eine Rolle spielen könnte. Denn ja, ich plaudere hier heftig aus dem Nähkästchen.

Alle Geschichten sind wahr und alle Tipps Empfehlungen von tollen MedizinerInnen, die ihre PatientInnen ernst nehmen und sie bestärken, so manches Gesundheitsproblem einfach selbst anzupacken. Ein Ziel, das auch die fantastische Redaktion, für die ich schon so lange arbeiten darf, mit jeder Sendung verfolgt. Wir wissen, dass sich viele Menschen Hilfe zur Selbsthilfe wünschen, aber keine Zeit haben, gleich ein ganzes Buch zu lesen – ein paar Seiten, auf denen das Wichtigste komprimiert ist, schon eher.

Auch wenn die nachfolgenden Tipps in der Regel auf Studien beruhen, ist dieses Buch nicht wissenschaftlich. Hier finden Sie Do-it-yourself-Medizin ohne Risiko, aber mit hoher Erfolgswahrscheinlichkeit. Selbstverständlich sollten Sie im Zweifel immer ärztlichen Rat einholen.

Danke an alle, die mich unterstützt haben. Vor allem an meine Leute am Küchentisch.

Vera Cordes

ICH HÄTTE
DA WAS
FÜR SIE

...bei
körperlichen
Beschwerden

Warum erwarten wir immer
nur von der Hochleistungsmedizin
Wunder? Gegen Schmerzen und
Erkrankungen wirken oft auch überraschend einfache Mittel wahre
Wunder. Manchmal vorübergehend
und manchmal für immer.

———————————

SAUNA FÜRS AUGE

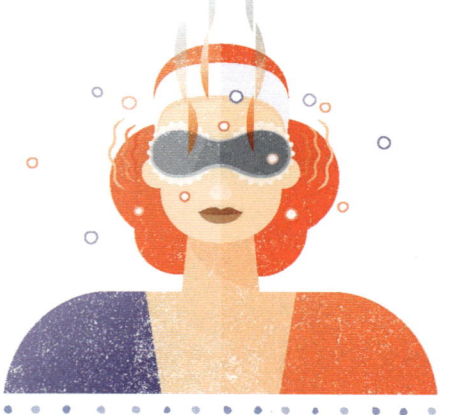

Schluss mit den Tränen durch Trockenheit

Als es mich vor mehr als zehn Jahren zum ersten Mal erwischte, war ich zunächst nur genervt, dann aber auch beunruhigt, denn es war ein Sonntag. Das bedeutete: nur noch zwei Tage bis Dienstag und damit bis zu meiner allwöchentlichen Sendung, bei der ich auf keinen Fall mit tränenden, roten Augen live vor der Kamera stehen wollte. Ich erinnere mich, dass ich es gleich nach dem Aufstehen beim Frischmachen im Bad bemerkte, und zwar überdeutlich: Meine Augen waren trotz ausreichendem Schlaf fix und fertig, fühlten sich extrem müde an. So als wäre ich seit

18 Stunden wach und bräuchte endlich Schlaf. Falls Ihnen das auch schon mal passiert ist, wissen Sie, was ich meine: Jede Augenbewegung reibt unangenehm, jeder Lidschlag brennt. Man denkt: Da muss doch etwas drin sein! Ein Sandkörnchen zum Beispiel. Aus diesem Grund tat ich das, was dann wohl jeder und jede tut: Ich suchte in der Wohnung nach dem größten Vergrößerungsspiegel, guckte und guckte, ließ auch andere gucken, aber es war nichts zu finden. Dann spülte ich die Augen mit kaltem, anschließend mit warmem Wasser, doch es wurde einfach nicht besser. Hätte ich damals schon die Sache mit der »Sauna fürs Auge« gekannt, wäre ich schnell aus der Nummer raus gewesen, aber dazu später mehr.

Zum Frühstück Diagnose und Behandlung

Jetzt war ich erst mal in einer blöden Situation, denn wir waren gleich zum Frühstück eingeladen. Andererseits war das aber auch mein Glück, denn in der geselligen Runde gab es natürlich sofort ziemlich gute Verdachtsdiagnosen und Tipps für mein Problem. Und genauso gerne, wie ich mit diesem Buch meine besten Gesundheitstipps an andere weitergeben möchte, nehme ich selbst auch gerne Tipps von anderen Menschen an. Ich sage mir immer: Warum erst lange selbst recherchieren, mühsam verschiedene Optionen ausprobieren und dabei vielleicht auf dem Holzweg landen, wenn man von der Lebenserfahrung kluger Freundinnen profitieren und schneller ans Ziel kommen kann? Übrigens ganz anders als mein Mann, der grundsätzlich alles selbst herausfinden muss, auch wenn es länger dauert.

Es kam jedenfalls so, dass meine Freundinnen nach kurzer Anamnese zwischen Brötchen, Rührei und Latte macchiato zu einer gemeinschaftlichen Diagnose kamen, und die lautete: trockenes Auge. Klingt komisch, wenn einem die Tränen laufen wie nichts Gutes. Aber die Mädels waren sich einig, und eine nannte auch gleich den medizinischen Namen dafür: das Sicca-Syndrom.

Warum trockene Augen tränen

Die Ursache für den scheinbaren Widerspruch zwischen einerseits trockenen und andererseits tränenden Augen liegt meistens an folgenden drei Punkten:

1. Es gibt irgendein Problem mit der Zusammensetzung der Tränenflüssigkeit.
2. Dadurch ist der befeuchtende und schützende Tränenfilm defekt und lässt Horn- und Bindehaut austrocknen.
3. Das führt dazu, dass das Auge in seiner Not noch mal so richtig auf die Tränendrüse drückt, um den Schaden zu beheben. Bringt aber nichts, weil es eben an der Qualität hapert.

Das Problem ist besonders unter Frauen verbreitet. Daher bekam ich aus einer dieser Zauberhandtaschen, die ebenfalls besonders unter Frauen verbreitet sind, an diesem Sonntagvormittag noch direkt am Kaffeetisch Erste Hilfe – und zwar in Form von künstlicher Tränenflüssigkeit. Ich durfte sogar zwischen zwei verschiedenen Sorten wählen, die mir, flott aus den Taschen gezupft, angeboten wurden. Der Effekt war frappierend. Das scheuernde Fremdkörpergefühl war schlagartig weg. Meine Augen fühlten sich erfrischt an – und ich fühlte mich überhaupt nicht mehr müde.

Um es nicht unnötig lang zu machen: Mit den Mitteln gelang es spielend, augentechnisch bis zur Sendung wieder fit zu werden.

Trockene Augen treten oft regelmäßig auf

Weil das Problem aber auch später immer mal wieder kam, ging ich dann doch vernünftigerweise irgendwann zum Augenarzt, um checken zu lassen, welchen Grund das bei mir haben könnte. Denn weitet sich eine solche sogenannte Benetzungsstörung allzu sehr aus, leidet erst die Hornhaut und dann die Sehkraft. Und das wollte

SO LÄUFT'S IM AUGE WIE GESCHMIERT

Unsere Tränenflüssigkeit ist ein wahrer Wunderbalsam. Sie besteht, vereinfacht gesagt, aus drei Schichten: der haftenden Schleimschicht direkt auf der Hornhaut, der befeuchtenden wässrigen Schicht in der Mitte und einer feinen Fettschicht, die den Abschluss nach außen bildet und für die schützende Verpackung des kostbaren Balsams sorgt. Ist der Fettfilm zu dünn oder löchrig, reißt der Tränenfilm schneller auf und Feuchtigkeit verdunstet. Nur wenn die Zusammensetzung stimmt, bleibt die Augenoberfläche feucht und geschmeidig, wird bei jedem Lidschlag mit Nährstoffen versorgt, werden Keime abgetötet und Fremdkörper schnellstens rausgeschwemmt. So können wir bestmöglich sehen.

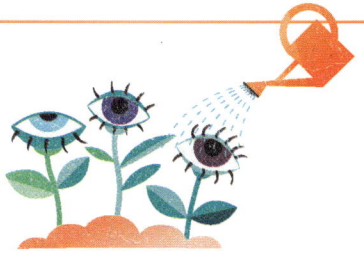

ich auf keinen Fall riskieren. Außerdem können in manchen Fällen auch antientzündliche Augentropfen erforderlich sein. Das kann nur der Arzt erkennen und verordnen.

Hinzu kommt: Auslöser für trockene Augen gibt es diverse. Das können Medikamente sein wie die Antibabypille, Schlafmittel und Betablocker, aber auch Erkrankungen wie Rheuma, Diabetes oder eine Schilddrüsenfunktionsstörung.

Bei mir tippte der Arzt auf eine Mischung aus hormonellen Einflüssen und dem »Office-Eye-Syndrom«, zu Deutsch: »Büroaugen-

Syndrom«. Das holt man sich, wenn man in trockener Raumluft zu lange am Computer sitzt und permanent auf den Monitor starrt. Normalerweise blinzeln wir 10- bis 15-mal in der Minute. Aber beim Starren auf den Monitor kann die Lidschlagfrequenz auf unter fünf sinken. Dadurch werden die Augen nicht mehr regelmäßig befeuchtet und auf der Oberfläche trocken.

Das »Büroaugen«-Phänomen hat in den vergangenen Jahren sowieso schon stark zugenommen, aber ich schätze, dass die radikale Umstellung auf das Arbeiten im Homeoffice während der Coronapandemie die Zahl der Betroffenen noch einmal vervielfacht hat. Die Umsätze der Hersteller von Tränenersatzflüssigkeit müssen durch die Decke gegangen sein.

ERSATZ FÜR TRÄNENFLÜSSIGKEIT

Tränenersatzflüssigkeitspräparate sind frei verkäuflich und in zahlreichen Varianten zu haben: als dünnflüssige Tropfen, die den Tränenfilm stabilisieren, indem sie Feuchtigkeit binden, die aber mehrfach am Tag angewendet werden müssen, weil sie schnell wieder aus den Augen ablaufen; oder als dickflüssigere Gele, die besser auf dem Augapfel haften. Außerdem gibt es Salben, die man aber tunlichst nur über Nacht ins Auge gibt, weil sie wegen ihrer zwar pflegenden, aber festeren Konsistenz beim Sehen hinderlich sind. Interessant finde ich auch Sprays, mit denen sich bei geschlossenen (!) Augen fetthaltige Substanzen applizieren lassen, die ein zu frühes Aufreißen des Tränenfilms verhindern und so zur Linderung beitragen.

Nach gelungener OP kamen die Probleme

Glücklicherweise musste ich nicht alle Optionen durchprobieren. Das hat mir der Trick mit der Sauna fürs Auge erspart. Indirekt verdanke ich ihn meiner Mutter. Sie hatte sich an beiden Augen wegen des grauen Stars operieren lassen. Alles verlief gut, die neuen Linsen waren drin, und scharf sehen konnte sie auch wieder. Aber dann begann das Drama: Durch die OP war die natürliche Benetzung der Augen nicht mehr intakt. Sie waren trocken, rot, gereizt und tränten von morgens bis abends. Niederschmetternd. Abgesehen davon, dass meine Mutter in keinen Spiegel mehr schauen mochte, weil sie ständig verquollen aussah, halfen auch keinerlei Tränenersatzpräparate oder zur Nacht angewendete Augensalben. Rückblickend erstaunlich, was ein Auge an hineingetropften und -geschmierten Mitteln so alles aushält.

> Kleiner Trost bei schlechten Augen: »Man sieht nur mit dem Herzen gut, das Wesentliche ist für die Augen unsichtbar.«
>
> Antoine de Saint-Exupéry

Meine Mutter kam nur noch dann klar, wenn sie die Tränen permanent mit Papiertaschentüchern abtupfte. Ich möchte niemanden mit allzu vielen Details langweilen, nur noch dies: Die Sache wurde sogar im Universitätsklinikum untersucht und lief nach sorgfältiger Diagnostik darauf hinaus, dass sich die Augenspezialistin zur Verschreibung eines der härtesten Geschütze beim anhaltenden Sicca-Syndrom durchrang: Cyclosporin A als Augentropfen. Ein Mittel zur Unterdrückung des Immunsystems. Transplantierte Patienten erhalten die Substanz (allerdings höher dosiert), um Abstoßungsreaktionen zu verhindern.

Das Blatt wendet sich zum Guten

Bei der Wiedervorstellung nach drei Monaten hatte sich bei meiner Mutter zwar nichts gebessert, aber dennoch wendete sich von da an das Blatt zum Guten, denn beim Verabschieden fragte die sehr umsichtige Ärztin nebenbei noch: »…warme Kompressen und Lidrandmassage machen Sie ja sowieso täglich, nicht wahr?« Ups. Kompressen? Lidrandmassage? Nö, nie gehört, nie gemacht. Im Nachhinein lässt sich nicht mehr rekonstruieren, ob diese Empfehlung tatsächlich nie gegeben oder aber überhört beziehungsweise vergessen worden war. Auf jeden Fall waren Wärme und Massage der Schlüssel zum Erfolg. Nachdem wir uns das genaue Prozedere hatten erklären lassen, legten wir los. Meine Mutter, um endlich aus ihrem täglichen Tal der Tränen herauszufinden, und ich, um meine immer wieder aufflammenden Trockenheitsattacken schneller in den Griff zu bekommen.

Augensauna hält geschmeidig

Wie bei einer Biosauna spielt feuchte Wärme eine entscheidende Rolle. Meistens entstehen trockene Augen nämlich deshalb, weil zu wenig Fett im Tränenfilm enthalten ist.

Bei mehreren Zehntausend Lidschlägen, die unsere »Scheibenwischer« am Tag vollbringen, ist eine gute Schmierung ungemein wichtig. Sie überzieht schützend die wässrigen Anteile des Tränenfilms und bewahrt sie vor Verdunstung. Für die Fettproduktion sind die Meibom'schen Drüsen verantwortlich. 30 von ihrer Sorte sitzen am oberen Lidrand und 20 am unteren. Bei vielen Betroffenen sind die Minikanäle dieser Drüsen verstopft. Das Fett dahinter kann nicht raus, wird talgig und fest.

Erwärmt man die Region täglich einmal, massiert und reinigt sie, verflüssigt sich das Fett wieder, wird geschmeidig, und die Befeuchtung der Augenoberfläche läuft oft wieder wie geschmiert.

Bei meiner Mutter trat fast sofort eine Besserung ein, nachdem sie die tägliche Lidrandpflege aufgenommen hatte. Natürlich kann auch das Medikament späte Wirkung gezeigt haben, ich war trotz alledem beeindruckt. Denn auch bei mir war und ist die Augensauna regelmäßig wirkungsvoll.

DIE AUGENSAUNA

ZUTATEN

- Gel-Augenmaske, erwärmbar
- 2 Abschminkpads
- mehrere Wattestäbchen

1.
Die Augenmaske im Wasserbad erwärmen. Die Abschminkpads mit warmem Wasser befeuchten.

2.
Die Pads auf die Augen legen, darüber die Augenmaske platzieren (sehr warm, aber nicht heiß!). Die Gel-Einlagen halten die Pads länger warm und feucht.

3.
Mindestens fünf Minuten wirken lassen, damit sich die Augenregion entspannen und der Talg in den Lidranddrüsen verflüssigen kann.

4.
Nun die Lidränder mit einem Wattestäbchen massieren, um den Talg hinauszubefördern – und zwar vorsichtig von oben nach unten (Oberlid) und von unten nach oben (Unterlid).

5.
Mit weiteren Wattestäbchen die Lidränder von Hautschuppen, Krusten und kleinen Milben (sind harmlos und normal, keine Sorge!) säubern – stets von außen nach innen.

Bei entsprechenden Problemen sollte eine tägliche Reinigung so selbstverständlich sein wie tägliches Zähneputzen. Bringt die Behandlung nicht innerhalb weniger Tage Besserung, lieber den Augenarzt aufsuchen.

Die zehn Minuten, die man dafür aufbringen muss, sind wirklich gut investiert. Ich lasse dabei immer meine Lieblingsmusik laufen und gönne mir eine angenehme kurze Auszeit, die ich mir sonst eher selten nehme.

Augen befeuchten ist wie Hände eincremen

Andere Betroffene kommen auch gut mit einer regelmäßigen Befeuchtung ihrer Augen durch künstliche Tränen klar. Durchaus in Ordnung, bestätigte Augenärztin Dr. Mona Machemer in einer meiner Sendungen. Wenn andere Erkrankungen ausgeschlossen sind, ist die häufige Anwendung wohltuender Tränenersatzflüssigkeit vergleichbar mit dem regelmäßigen Eincremen der Hände. Sie empfiehlt: bei Bedarf gerne täglich und sooft man mag wiederholen.

Jahre später leistete ich übrigens selbst Augen-Erste-Hilfe. Eine Mitreisende auf einer Tour im Süden nahm Tag und Nacht ihre Sonnenbrille nicht mehr ab. Auf meine Nachfrage enthüllte sie rote, geschwollene und tränende Augen. Bemitleidenswert. Ich diagnostizierte umgehend »Sicca-Syndrom« und rettete ihr mit künstlicher Tränenflüssigkeit aus meiner Reiseapotheke den Urlaub.

Mein Tipp

OHNE KONSERVIERUNGSSTOFFE!

Benutzen Sie nur künstliche Tränenflüssigkeit ohne Konservierungsstoffe. Diese verlängern zwar die Haltbarkeit um mehrere Wochen oder Monate, können aber langfristig den natürlichen Tränenfilm beeinträchtigen. Augenärzte warnen vor allergischen Reaktionen, Hornhautschäden und – so absurd es klingt – trockenen Augen.

DER BAUCHNABEL-TRICK

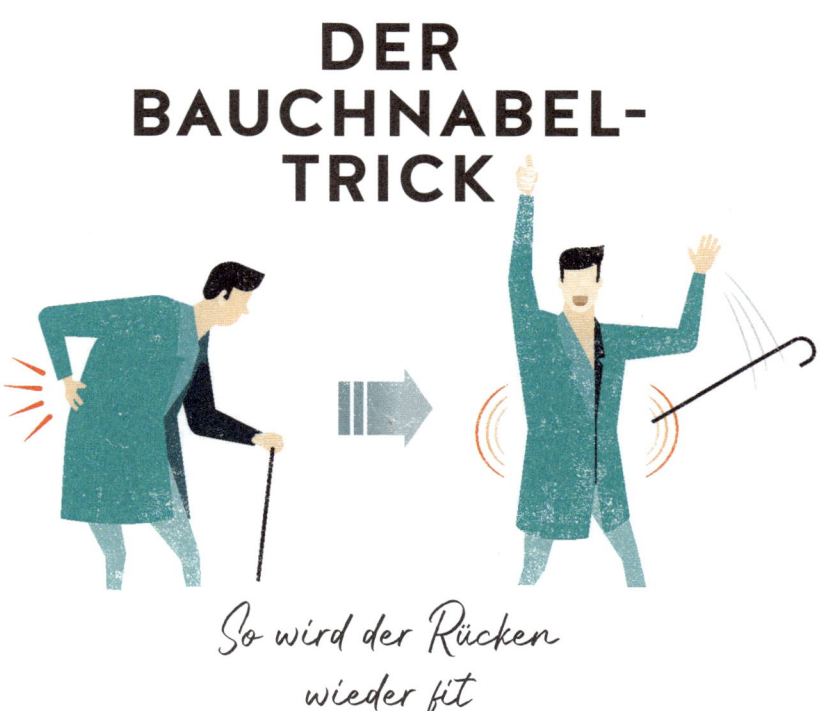

So wird der Rücken wieder fit

Was würden Sie davon halten, wenn Ihnen eine bevorstehende Rückenoperation erspart bliebe, weil Ihnen jemand einen Trick verrät, durch den Sie deutlich weniger Schmerzen haben? Und das Irre ist: Dieser Trick kostet Sie jeden Tag nur ein paar Minuten Ihrer Zeit und lässt sich anfangs sogar im Bett umsetzen. Wahrscheinlich könnten Sie Ihr Glück kaum fassen und wären genauso begeistert wie unsere Zuschauerin Marlene, die – wie sie uns schrieb – genau das erlebt hat, nachdem sie sich streng an die Anweisungen aus unserer Sendung gehalten hatte.

Ihre starken Rückenprobleme bekam sie nach wenigen Wochen in den Griff. Die täglichen Übungen wirkten besser als alle Schmerzmittel. Die anstehende Rückenoperation aufgrund der Diagnose »lumbale Spinalkanalstenose«, also Verengung des Spinalkanals im unteren Rücken, konnte abgesagt werden. Die Frau, die wegen ihrer quälenden Beschwerden in Rücken und Beinen zuvor täglich Medikamente schlucken musste, war selig.

Wir berichteten über diesen Erfolg natürlich auch wieder in der Sendung und bekamen erneut erfreuliche Rückmeldungen von Zuschauern, die das Ganze nach dem Motto »Schaden kann es ja nicht« ausprobiert hatten und anstehende Operationen dadurch zumindest erst einmal aufschieben konnten, wie sie schrieben.

Was Marlene und auch vielen anderen geholfen hatte, war der Bauchnabeltrick. Der Begriff stammt von mir, aber die Übung aus der Physiotherapie, und jeder kann sie erlernen. Voraussetzung ist, dass man seinen Bauchnabel gut im Griff hat. Man muss ihn nämlich steuern, und zwar gefühlt in Richtung Wirbelsäule.

Das Geheimnis heißt: ziehen, kippen, weiteratmen

Während man den Bauchnabel also einzieht, soll das Becken nach hinten kippen, wodurch Wirbelsäule und Spinalkanal entlastet werden. Das Ganze macht man am besten stehend an einer Wand oder anfangs liegend auf festem Untergrund.

Ich liebe diese Übung und mache sie täglich. Meistens während der zwei Minuten, in denen mein Tee zieht. Das ist für mich gerade die richtige Zeitdauer – sowohl für den Tee als auch für meinen Rücken. Ich mache das, obwohl ich keine Rückenschmerzen habe. Aber vielleicht habe ich sie ja auch gerade deshalb nicht. Auf jeden Fall fühle ich mich danach immer zwei Zentimeter größer.

Dr. Horst Danner, ein auf Schmerztherapie spezialisierter Orthopäde und Reha-Mediziner, exerzierte die Übung in einer Livesendung einmal ausführlich zur Anschauung mit mir durch.

Hält die Pappwand oder hält sie nicht?

Ich weiß noch, dass ich ständig Angst hatte, dass die Pappwand, an der ich lehnte, umkippen könnte. Aber unsere Bühnenbauer hatten ganze Arbeit geleistet. Die Wand hielt stand. Zum Glück verfügt ja jeder zu Hause über eine feste Wand oder einen Türrahmen und hat damit die Chance, das Ganze nachzumachen. Ich denke, der Bedarf ist riesig.

Die Zahlen zeigen, dass jeder dritte Erwachsene in Deutschland oft oder ständig unter Rückenschmerzen leidet, und da wir bei der Sendung an diesem Abend wieder weit über eine Million Zuschauer hatten, werden von unserer kleinen gelungenen Demonstration hoffentlich viele Menschen profitiert haben.

Übrigens auch meine Tante Edith. Sie litt wegen Verengung des Spinalkanals ebenfalls schon lange derart unter Schmerzen, dass sie sich nur noch mühsam und mit Gehhilfen fortbewegen konnte. Eine OP schien unausweichlich. Dann motivierte ich sie, doch auch einmal den Bauchnabeltrick auszuprobieren. Anfangs war sie allerdings vor Schmerzen nicht in der Lage, die Übung im Stehen zu absolvieren. Deshalb machte sie sie einfach im Liegen auf dem Rücken: Bauchnabel in Richtung Wirbelsäule ziehen, Becken kippen, dabei gleichmäßig weiteratmen und das Ganze mehrmals am Tag.

Wunder oder Willenskraft? Gehstock vergessen!

Im Liegen wird die Übung prima durch die Schwerkraft unterstützt und dadurch leichter. Wenn Sie aber noch gut auf den Beinen sind oder schon erste Anzeichen von Besserung merken, stellen Sie sich zum Üben lieber an eine Wand oder Tür und versuchen, nach dem bewährten Muster das Hohlkreuz an die Wand zu drücken.

Ich glaube, Edith quälte sich anfangs nur mir zuliebe. Aber nach wenigen Wochen trat tatsächlich Besserung ein, und irgendwann rief sie mich aufgeregt an und berichtete happy, sie hätte gerade ihren Gehstock irgendwo beim Einkaufen vergessen. Super, es ging also wieder ohne Gehhilfe. Wohl selten hat sich jemand über seine Vergesslichkeit so gefreut.

Der Bauchnabeltrick ist bei den allermeisten Rückenschmerzen einen Versuch wert. Übrigens ist er auch vorbeugend wertvoll, denn die Aufrichtung der Wirbelsäule und damit letztlich des gesamten Körpers tut merklich gut. Und das kann wohl jeder gebrauchen.

Und so wirkt der Trick

Vereinfacht gesagt, sitzen unsere Wirbelkörper mit zunehmendem Alter nicht mehr ganz so perfekt. Die Wirbelsäule verliert durch die Abnutzung der Bandscheiben an Halt und Höhe. Werden Rücken- und Bauchmuskeln aber wie beschrieben trainiert, stabilisiert das auch die wichtigen tief sitzenden Rumpfmuskeln, die die Wirbelsäule umgeben. Diese stützen den knöchernen Apparat wieder besser und helfen ihm, sich aufzurichten. Erzeugt das Platz im Spinalkanal, kann das weniger Beschwerden bedeuten.

Ein Versuch kann nie schaden. Schlimmstenfalls erleben Sie keine Besserung. Toppen lässt sich das Ganze mit physiotherapeutischer Anleitung und zusätzlichem Krafttraining.

Klar ist trotz allem: Knöcherne Verengungen lassen sich durch den Bauchnabeltrick nicht rückgängig machen. Das schafft nur eine Dekompressionsoperation. Doch so weit muss es ja vielleicht nicht kommen. Häufig reicht die funktionelle Erweiterung des Spinalkanals durch die aktive Aufrichtung, um beschwerdearm zu werden.

Übrigens … war da noch die Empfehlung von Orthopäde Horst Danner in der Sendung, die Übung möglichst nackt durchzuführen, denn, Zitat: »Dann haben Sie das Biofeedback durch die kalte Wand oder Tür im Rücken und merken sehr genau, ob Sie es richtig gemacht haben.« Ich hab's probiert und muss sagen, wo er recht hat, hat er recht.

DIE BAUCHNABELÜBUNG

Anfangs macht man die Übung am besten
gleich morgens liegend im Bett. Später unbedingt im
Stehen, weil der Effekt dann größer ist.

Und so geht's:
Für einen sicheren Stand die Füße in einen
bequemen Abstand zur Wand stellen.
Den Bauchnabel zur Lendenwirbelsäule ziehen,
um mit dem unteren Rücken die Unterlage
oder Wand zu berühren.
Gleichzeitig das Schambein nach oben in
Richtung Bauchnabel und das Becken
nach hinten kippen.
Gleichmäßig weiteratmen! Ein guter
Rhythmus ist: über fünf Atemzüge anspan-
nen und danach über zwei Atemzüge
wieder locker lassen.

Morgens und abends für ein bis zwei Minuten üben.
Gerne auch zwischendurch immer mal wieder einschieben.

WICHTIG: Anfangs nur auf die LWS achten!
Versuchen Sie nicht, auch Schultern, Kopf und Arme an die
Wand zu drücken. Dann funktioniert die Übung nicht. Anfangs
sind Hals- und Brustmuskulatur meist so stark verkürzt, dass
Sie ins Hohlkreuz gehen würden. Wenn Sie die Lendenwirbelsäule (LWS) durch regelmäßiges Üben nach einiger Zeit
stabil gerade halten können, dürfen Sie die Übung nach oben
erweitern, um die Brustwirbelsäule und noch später
die Halswirbelsäule ebenfalls zu entlasten. Versucht man das
zu früh, überfordert man sich und erlebt Frust.

Das ist eine lumbale Spinalkanalverengung

Der Spinalkanal ist ein langer, knöcherner Tunnel, der innerhalb unserer Wirbelsäule vom Gehirn bis in das Kreuzbein verläuft und bis in Höhe der Lendenwirbelsäule einen Teil unseres empfindlichen zentralen Nervensystems beherbergt: das Rückenmark.

Jeder Fünfte über 60 erlebt, dass es im Spinalkanal im Laufe des Lebens enger wird. Das liegt meistens an normalen Alterungsprozessen. Mögliche Beschwerden sind Schmerzen im unteren Rücken sowie Kribbeln, Schwäche- und Taubheitsgefühl in den Beinen. Typisch ist, dass Besserung eintritt, sobald der Rumpf nach vorn gebeugt und die Wirbelsäule dadurch gedehnt wird. Das geschieht zum Beispiel beim Radfahren oder Schieben eines Einkaufswagens. Grundsätzliche Alarmzeichen sind Lähmungen sowie Probleme beim Wasserlassen oder Stuhlgang. Dann heißt es: schnellstens zum Arzt!

ÄHNLICH WIE DIE SCHAUFENSTERKRANKHEIT
Besteht die Verengung an der stark belasteten Lendenwirbelsäule, kommt es zu ähnlichen Beschwerden wie bei Durchblutungsstörungen in den Beinen, der sogenannten Schaufensterkrankheit. In beiden Fällen wird die Gehstrecke, die zurückgelegt werden kann, mit der Zeit immer kürzer. Das Ganze ist ein schleichender Prozess – im Gegensatz zum Bandscheibenvorfall, der plötzlich auftritt.

TEATIME FÜR DIE HAUT

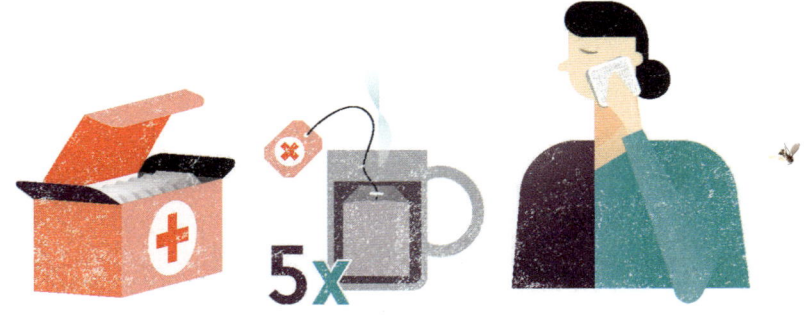

Bei schweren Neurodermitisschüben

Hausmittel werden ja oft belächelt und zugunsten pharmazeutischer Mittel beiseitegeschoben. Ich finde das schade, denn vieles funktioniert tatsächlich richtig gut, erhält aber nicht die gebührende Aufmerksamkeit, weil es für die Wirkung keinen wissenschaftlichen Nachweis gibt. Wer sollte die entsprechenden Studien auch bezahlen? Pharmahersteller haben daran kein Interesse, weil sich mit Hausmitteln kein Geld verdienen lässt. Universitäten und anderen Forschungseinrichtungen fehlt in der Regel das nötige Geld. Denn Studien können richtig teuer sein, und die Forschungs-

institute werden ihren knappen Etat kaum für eine wenig prestige-
trächtige Hausmittelforschung einsetzen. Mit dem Nachweis, dass
beispielsweise Hühnersuppe bei grippalen Infekten das Immunsystem stärkt, ist schließlich im internationalen Forscherranking kein
Blumentopf zu gewinnen.

Umso dankenswerter, dass man sich am Universitätsklinikum
Schleswig-Holstein, Campus Lübeck, trotzdem darangemacht hat,
die Wirkung von schwarzem Tee einmal unter die wissenschaftliche Lupe zu nehmen – und zwar im Hinblick auf seine Wirkung
bei fiesen, nässenden Neurodermitisschüben. Und siehe da, der Tee
zeigte sich tatsächlich evidenzbasiert lindernd.

Spektakuläre Besserung

Die im Prinzip unspektakuläre Behandlung mit Teekompressen
führte bei den meisten ProbandInnen zu spektakulärer Besserung.
Was das für jene bedeutet, die unter der äußerst belastenden Haut-
krankheit leiden, können wohl nur die Betroffenen selbst ermessen.
Bestenfalls noch Angehörige, die das Leid von PartnerInnen, Kindern oder Eltern im wahrsten Sinn des Wortes hautnah miterleben.

Mindestens vier Millionen Menschen in Deutschland leben mit
der nicht ansteckenden, schubweise verlaufenden Neurodermitis,
die Ärzte als atopische Dermatitis oder atopisches Ekzem bezeichnen. Die Haut ist trocken, kann unerträglich jucken und sich schup-
pen und nässt während des Entzündungsschubs. Wer kratzt, macht
alles noch schlimmer. Ein Teufelskreis.

Mein Bruder war in seiner Kindheit und Jugend auch extrem
von Neurodermitis betroffen. Er verbrauchte kiloweise Kortison-
creme, noch mehr fettende Salben, quälte sich mit immer neuen
Diäten und schlief nachts mit bandagierten Armen und Handschu-
hen, um sich die Haut im Schlaf nicht blutig zu kratzen. Ich weiß
noch, dass mir mein kleiner Bruder unendlich leidtat. Manchmal
saß ich abends an seinem Bett, tupfte ihn mit einem kalten, nassen

Waschlappen ab oder hielt einen Ventilator über ihn, weil er nur so einschlafen konnte.

Meine Mutter klapperte alle möglichen Ärzte mit ihm ab und versuchte, Dutzende Ratschläge umzusetzen, aber keine Chance. Das Einzige, was sichtlich half, aber auch sichtlich Nebenwirkungen hatte, war Kortison. Die nässenden Entzündungen bildeten sich zügig zurück, die Haut beruhigte sich, aber sie litt. Denn Kortison macht die Haut dünner und lässt sie vorzeitig altern. Wenn ich mit 15 im Gesicht so ausgesehen hätte wie mein Bruder, hätte ich mich nicht mehr auf die Straße getraut. Echt schlimm.

Neurodermitis kann die Lebensqualität stark einschränken. Die Weltgesundheitsorganisation stuft in einer Analyse der Gesundheits-/Krankheitslage der Weltbevölkerung Neurodermitis sogar als die Hauterkrankung mit der höchsten Krankheitslast ein.

WICHTIGES ÜBER NEURODERMITIS

Die Hauterkrankung hat erbliche Komponenten und beruht auf einer sogenannten Barrierestörung. In der äußeren Hautschicht fehlen Hornfette – so ähnlich, als würde in einer Mauer teilweise der Mörtel zwischen den Steinen fehlen. Das macht die Haut anfällig und trocken. Zudem ist das Immunsystem gestört: Es reagiert empfindlicher auf Allergieauslöser, Viren und Bakterien. Auch Stress und eine gestörte Darmflora machen ihm mehr zu schaffen. Daher sollte die Therapie immer auch die Ernährung und den Lebensstil mit einbeziehen. In Deutschland haben 15 von 100 Kindern Neurodermitis. Meist wächst sich die Krankheit aus. Bei Erwachsenen sind 4 von 100 betroffen.

TEATIME FÜR DIE GEPEINIGTE HAUT

ZUTATEN

- 1 Beutel schwarzer Tee, nicht aromatisiert
- heißes Wasser
- Mull- oder Leinentücher
- fettende Creme, konservierungs- und duftstofffrei

Die Erfahrung der Studienteilnehmenden zeigte, dass die Wirkung auch dann noch zufriedenstellend sein kann, wenn man anstelle der anzustrebenden fünf Male nur zwei- bis dreimal am Tag Zeit für die Prozedur findet.

Und so geht's:

1.
Den Teebeutel mit circa 150 ml kochendem Wasser übergießen und 10 Minuten ziehen lassen.

2.
Den Aufguss weggießen, denselben Beutel erneut mit circa 150 ml kochendem Wasser übergießen und weitere 10 Minuten ziehen lassen.

3.
Das Tuch (oder die Tücher) mit dem Teesud tränken und auswringen.

4.
Die Teekompresse(n) 5-mal am Tag für 20 Minuten auf die befallenen Hautareale legen.

5.
Die Haut trocknen lassen und danach jeweils gut einsalben.

Mehr über die Teestudie

Zurück zu der kleinen, aber feinen Studie von Privatdozent Dr. Iakov Shimanovich, Oberarzt in der Dermatologie am Universitätsklinikum Lübeck: Der Hautarzt behandelte eine Gruppe von 22 PatientInnen, die unter einem schweren Neurodermitisschub im Gesicht litten, ausschließlich mit Teeumschlägen. Benutzt wurde dazu der zweite (wichtig!) Aufguss von einfachem, handelsüblichem Schwarztee in Beuteln. Fünfmal am Tag mussten die ProbandInnen teegetränkte Mullkompressen auf die entzündete Gesichtshaut legen und sich anschließend gründlich mit einer wirkstofffreien, fetthaltigen Salbe eincremen. Das Ergebnis überraschte sogar die Ärzte: Schon nach drei Tagen verringerten sich die Symptome bei den Neurodermitisgeplagten um durchschnittlich 70 Prozent. Die nässenden, entzündeten Hautareale heilten sichtbar ab. Und das ganz ohne Nebenwirkungen. Nahezu ein Bilderbucheffekt.

Verantwortlich für den erzielten Erfolg sind vermutlich drei Faktoren, die sich gegenseitig verstärken:

1. Die feuchte Kompresse, die kühlend wirkt.
2. Der Teesud, der offenbar den Wasserhaushalt der Haut positiv beeinflusst und die entzündeten, nässenden Stellen austrocknet. Dadurch, dass der zweite Aufguss verwendet wird, sind deutlich weniger Gerbstoffe enthalten – ihr Anteil ist zu gering, um die Haut zu reizen, aber völlig ausreichend, um antientzündlich und juckreizlindernd zu wirken.
3. Das Cremen, das den Fettfilm verbessert und die empfindliche Hautbarriere schützt.

Mich haben diese Ergebnisse sehr beeindruckt. Schwarzer Tee kann zwar nicht heilen oder die Symptome wegzaubern, aber einen Neurodermitisschub binnen kurzer Zeit sichtbar ausbremsen, und das dort, wo sich die Hautreaktionen besonders verheerend bemerkbar machen: im Gesicht. Das Beste: Es geht ohne Kortison.

DAS GEHEIMNIS DES SCHWARZTEES

Seine Gerbstoffe wirken auf biologischen Oberflächen nachweislich zusammenziehend und verdichtend (daher hilft Schwarztee auch bei Durchfall). Außerdem verbinden sie sich auf der Oberhaut mit Eiweißen, sodass ein Schutzfilm entsteht, der entzündungsauslösende Keime absterben lässt. Die Entzündung klingt ab. Zugleich behält die Haut durch die Verdichtung mehr Feuchtigkeit, was den Juckreiz lindert. Übrigens können Teewickel und -auflagen auch bei Ekzemen und an anderen Körperpartien angewendet werden.

Bei Juckreiz cremen, was das Zeug hält!

Ein wichtiger Tipp kommt von Prof. Dr. Stefan W. Schneider, Direktor der Klinik und Poliklinik für Dermatologie und Venerologie am Universitätsklinikum Hamburg, und geht an alle, die immer wieder unter Juckreiz – welcher Art auch immer – leiden. Sein eindringliches Plädoyer lautet: cremen, cremen, cremen! Egal, welche Maßnahmen im Zuge einer Therapie ergriffen würden, nichts klappe ohne rückfettende Pflege. Die meisten Menschen, die mit nervigem Juckreiz zum Arzt gingen, hätten schlicht und ergreifend zu trockene Haut. Vor allem Männer cremen sich viel zu selten ein. Ältere Menschen haben es besonders nötig, denn mit den Jahren wird die Haut immer trockener.

Schneiders Rat: Den Körper grundsätzlich nach dem Duschen oder Baden mit rückfettenden Cremes pflegen, die Harnstoff (Urea) enthalten. Diese Substanz ist ein prima Feuchthaltemittel, das Wasser anzieht und es höchst ungern wieder abgibt. Kostengünstige Produkte tun es dabei übrigens auch.

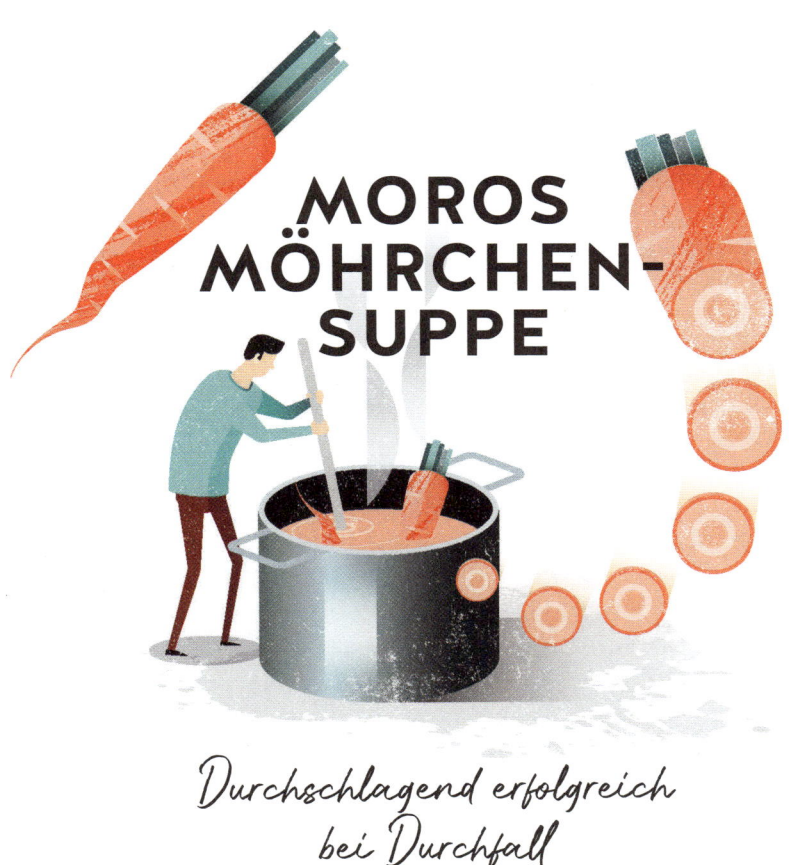

MOROS MÖHRCHEN-SUPPE

Durchschlagend erfolgreich
bei Durchfall

Bei gemeinsamen Essen sitzt unser Sohn selten ganz entspannt am Tisch. Jederzeit ist er bereit, Messer und Gabel fallen zu lassen, zu flüchten und erst dann zurückzukommen, wenn ein seiner Meinung nach unappetitliches Gesprächsthema garantiert gewechselt wurde. »Reiner Selbstschutz«, sagt er. »Schade«, sage ich, denn so weiß Benni bis heute nichts über die fantastische Wirkung von Mohrrübensuppe auf Durchfall und den kranken Darm.

Ich hatte deftigen Wurzeleintopf gekocht und pries meiner Familie, die leider nicht ganz so auf Eintöpfe steht wie ich, die gesunden Eigenschaften sämtlicher Zutaten an. Dabei kam ich auch auf Moros Möhrchensuppe zu sprechen – ein einfach herzustellendes, faszinierend wirkungsvolles Rezept gegen schweren Durchfall.

Ich bin bei solchen Gesprächsthemen grundsätzlich schmerzbefreit, aber klar: Beim Mittagessen über Darmkrankheiten zu reden, das verdaut nicht jeder. Benni zumindest schlägt so eine Unterhaltung eher auf den Magen. Deshalb habe ich volles Verständnis, wenn er sich zu gegebener Zeit bei Tisch verabschiedet.

Wie Dr. Moro zahllose Kinder rettete

Aber kommen wir zu diesem natürlichen Heilmittel, das mich so beeindruckt und das nur aus Karotten, Wasser und Salz besteht. Zu verdanken haben wir es dem österreichischen Kinderarzt Ernst Moro (1874–1951). Anfang des 20. Jahrhunderts war er Oberarzt in der Münchner Kinderuniversitätsklinik, später ein in Fachkreisen hoch geschätzter Ordinarius für Kinderheilkunde an der Universitätsklinik Heidelberg. Moro gilt als einer der engagiertesten Kinderärzte seiner Zeit. Besonders die Infektiologie interessierte ihn. Er führte bakterielle Studien durch, forschte an der Darmflora von Säuglingen und untersuchte, wie sich Krankheiten durch gezielte Ernährung beeinflussen lassen.

Man muss sich das klarmachen: Damals gab es noch keine Antibiotika. Die Kindersterblichkeit war hoch. Jedes sechste Kind wurde nicht älter als fünf Jahre. Durchfall war angesichts der mangelnden hygienischen Umstände seinerzeit ein häufiges Leiden. Und von den Kindern, die mit schwerem Durchfall in Krankenhäusern lagen, starben 95 Prozent. Doch das änderte sich – zumindest in Moros Einflussbereich –, nachdem dieser 1908 sein Rezept für die heilende Karottensuppe veröffentlicht hatte. Ein wirklich einfaches Hausmittel, doch dermaßen wirkungsvoll, dass die Sterbe- und Komplikationsrate bei Kindern mit Durchfallerkrankungen deutlich sank. Moros Möhrchen haben ungezählten Jungen und Mädchen das Leben gerettet. Zubereitung und Verabreichung der Suppe gehörten noch lange Zeit danach zum Standard auf den Kinderstationen in Krankenhäusern. Durch die Entdeckung des Penicillins 1928 und die Verbreitung der Antibiotika verlor sie vorübergehend an Bedeutung. Heute allerdings wird die Suppe wieder interessant, weil sie sogar gegen resistente Keime wirken soll. Keime also, auf die Antibiotika nicht mehr ansprechen.

Mithilfe von Moros Möhrchensuppe, das konnten Forscher zeigen, ließ sich die Dauer des schweren Durchfalls bei Kindern drastisch verkürzen: von vier bis sieben Tagen auf durchschnittlich 28 Stunden – eine in vielen Fällen lebensrettende Zeitersparnis.

Dieses einfache Hausmittel wird übrigens genauso Erwachsenen empfohlen. Die Suppe lässt sich auf Vorrat kochen und portionsweise einfrieren. Schließlich weiß man nie, wann es einen trifft.

i

WAS ALLES IN KAROTTEN STECKT

Mohrrüben sind ideal für unser Immunsystem. Sie enthalten reichlich Vitamin C, B$_1$, B$_2$ und E sowie die Mineralien Kalium, Kalzium, Phosphor und Eisen. Besonders interessant: der hohe Anteil Betacarotin, das im Körper in Vitamin A umgewandelt wird – und das ist fürs Sehen in der Nacht wichtig. Vitamin A wird nämlich in der Netzhaut verbaut und hilft uns, zwischen hell und dunkel zu unterscheiden. Außerdem wirkt das Vitamin bei der Fortpflanzung mit. Es unterstützt die Herstellung von Testosteron, spielt bei der Entwicklung von Samenzellen eine Rolle und beim Aufbau der mütterlichen Plazenta.

Mohrrüben statt Antibiotika

Die Wirksamkeit der Moro'schen Möhrensuppe ist mittlerweile erwiesen und vereinfacht wie folgt zu erklären: Beim ausgiebigen Kochen der Karotten entstehen Zuckermoleküle, die Oligosaccharide genannt werden. Sie sind von ihrer Struktur her unseren Darmrezeptoren sehr ähnlich. Gelangen nun Durchfallerreger mit dem Nahrungsbrei in den Darm, docken diese statt an der Darmwand direkt an den Zuckermolekülen an und werden mit ihnen elegant nach draußen befördert. Null Chance, vorher noch Gifte auszuschütten und krank machende Wirkung zu entfalten. Ein faszinierender Trick, wie ich finde.

Im Übrigen liefert die Suppe dem Körper auch lebenswichtige Mineralsalze, die er infolge des Durchfalls verloren hat.

Aber Achtung: Bei anhaltend schwerem Durchfall sollte immer ein Arzt aufgesucht werden!

i

AUCH FÜR VIERBEINER HILFREICH

Sogar unter Hundebesitzern wird diese Therapie als heißer Tipp gehandelt. Wer im Internet nachschaut, liest, dass Moros Möhrchen auch bei Vierbeinern mit Durchfall Wunder wirken sollen. Selbst dann, wenn hartnäckige Infektionen mit Parasiten wie Giardien im Spiel sind. Aber für diese Information lege ich meine Hand nicht ins Feuer. Denn ich kenne mich nur mit Katzen aus. Und zumindest meine beiden würden selbst das köstlichst zubereitete Möhrchen aller Zeiten keines Blickes würdigen.

DAS MOROS-MÖHRCHEN-SUPPEN-REZEPT

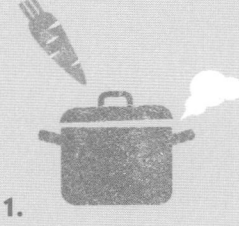

ZUTATEN
- 500 g Biomöhren (Karotten)
- Wasser
- 3 g Salz

1.
Die Möhren schälen und in Stücke schneiden. Mit 1 Liter Wasser in einen Kochtopf geben und mindestens 90 Minuten lang kochen.

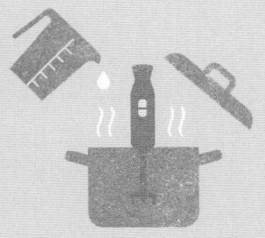

2.
Das Kochwasser abgießen. Die Möhren pürieren und den Brei mit heißem Wasser wieder auf 1 Liter auffüllen.

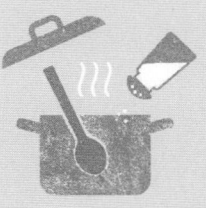

3.
Das Salz dazugeben, umrühren, fertig.

4.
Die Suppe gleich zu Beginn der Beschwerden mehrfach täglich in kleinen Mengen lauwarm verzehren.

TIPP: Greifen Sie immer zu ungespritzten Möhren und zu den kleineren, eher zarten Exemplaren. Denn je dicker und größer, desto trockener und holziger. Optimal: ein dünnes Mark und eine möglichst dicke Rinde – in ihr stecken die meisten Nähr- und Aromastoffe.

GURKENWASSER GEGEN KRÄMPFE

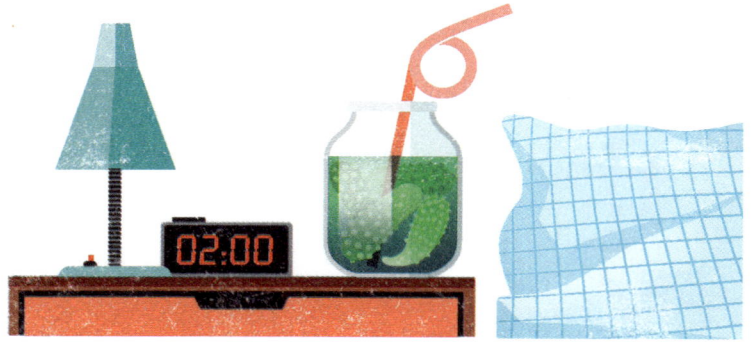

*Sauer macht nicht nur lustig,
sondern auch locker*

Auf was setzen Sie, wenn Sie nachts durch Wadenkrämpfe aus dem Schlaf gerissen werden? Wie behelfen Sie sich in diesem fiesen Moment, in dem Ihnen bewusst wird, dass das unangenehme Gefühl im Bein jetzt kein Albtraum ist, sondern echt?

Ich setze in solchen Augenblicken auf – halten Sie sich fest und lachen Sie meinetwegen auch – Gurkenwasser! Entdeckt wurde dessen Wirkung in der amerikanischen Footballliga. Einer der verrücktesten Tipps der vergangenen Jahre, aber wirksam. Zumindest bei mir und offenbar auch bei vielen Zuschauern, die uns immer wieder schreiben, wie toll das Gurkenwasser bei ihnen helfe, schmerzhafte und anhaltende Krämpfe schneller zu beenden.

Die Wirkung des Essigsuds ist nicht im Detail wissenschaftlich überprüft, aber auch für das viel gepriesene und häufig angewendete Magnesium gibt es keine Studien, die akute oder vorbeugende Wirkungen gegen Muskelkrämpfe signifikant belegt haben. Und doch ist die Einnahme von Magnesium gängige Praxis.

Egal, ob man die Apothekerin, den Arzt oder die beste Freundin fragt, fast immer lautet der Rat: »Nimm Magnesium!« Ich kenne viele Leute, die das in allen Varianten getestet haben – als Kapseln, Tabletten oder Pulver. Sie haben reichlich Geld dafür ausgegeben und sind doch enttäuscht, weil die erhoffte Wirkung ausblieb. Gesichert scheint Magnesium nur dann zu helfen, wenn ein echter Mangel vorliegt, denn der kann tatsächlich die Krampfneigung des Muskels erhöhen. Und da sind wir bei einem wichtigen Punkt: nämlich bei einer behebbaren Ursache.

MAGNESIUM IST WICHTIG

Um mangelbedingte Wadenkrämpfe zu vermeiden, benötigt ein Erwachsener im Schnitt 350 Milligramm Magnesium pro Tag. Mit ausgewogener Ernährung lässt sich dieser Bedarf leicht decken. Er steckt zum Beispiel schon in einer Banane (circa 100 mg), einer kleinen Hand voll Cashewkernen (circa 135 mg) und drei Esslöffeln Weizenkleie (circa 180 g). Auch Sonnenblumen- und Kürbiskerne, Bitterschokolade, Brokkoli und Himbeeren enthalten viel Magnesium.

Die Suche nach der Ursache

Wer sich mit nächtlichen Krämpfen plagt, sollte versuchen, gemeinsam mit einem Arzt herauszufinden, woran es liegt.

Sind es vielleicht Nebenwirkungen eines Medikaments, das regelmäßig eingenommen wird? Steckt, wie in seltenen Fällen, eine unerkannte Grunderkrankung von Muskeln oder Nerven dahinter? Oder ist ein viel profanerer Auslöser die Ursache, zum Beispiel, dass man tagsüber zu wenig Flüssigkeit zu sich genommen hat? Alkohol sollte es natürlich nicht sein, denn Alkohol kann sogar krampfauslösend wirken.

Häufig entwickeln sich Muskelkrämpfe auch nach übermäßiger muskulärer Anstrengung. Wir kennen alle die Bilder von ausgepumpten Fußballern, die versuchen, sich am Ende der Nachspielzeit gegenseitig die Krämpfe wegzudehnen.

Dass Muskeln aber nicht nur durch intensiven Leistungssport überfordert werden, kann ich aus eigener Erfahrung berichten. Und da plaudere ich jetzt mal aus dem Nähkästchen: Wenn ich dienstags vor der Kamera hochhackige Pumps trage, dann genieße ich das.

Mein Tipp

WENN MEDIKAMENTE KRÄMPFE FÖRDERN

Wenn Sie Medikamente nehmen, prüfen Sie, ob im Beipackzettel Krämpfe als mögliche Nebenwirkung aufgeführt sind. Falls ja, holen Sie ärztlichen Rat ein. Setzen Sie Ihre Medikamente nie ohne Absprache ab. Treten die Krämpfe besonders stark oder an ungewöhnlichen Körperstellen auf, kann ein Neurologe oder eine Neurologin gezielte Untersuchungen veranlassen, um eine eventuell zugrunde liegende Erkrankung herauszufinden und zu behandeln.

Ich finde High Heels schick, weiß aber natürlich, dass sie auf Dauer für die Füße eine Zumutung sind. Deshalb beschränke ich das elegante Schuhwerk auch nur auf die Zeiten von Proben- und Sendedauer. Das hat aber trotzdem oft zur Folge, dass sich meine Muskeln an Zehen und Fußsohlen zwei bis drei Stunden nach der ungewohnten Belastung mit gemeinen Krämpfen rächen.

Scheinbar widersinnig, aber gerade dann, wenn sich die gut 30 Muskeln an jedem meiner Füße in warmen, weichen Haussocken entspannen dürfen, zahlen sie mir meine Eitelkeit heim.

Wundermittel oder Placebo?

Früher musste ich dann mindestens eine halbe Stunde dehnen, massieren und wärmen, bis die Sache halbwegs überstanden war. Heute dauert der Krampf nach ein paar Schluck Essigsud höchstens noch ein bis zwei Minuten. Es kann übrigens das Gurkenwasser jedes x-beliebigen Herstellers sein. Meine persönliche Erfahrung ist allerdings: je saurer, desto wirksamer.

»Placeboeffekt«, sagen Sie jetzt vielleicht. Mag sein, aber einen Versuch ist es wert, finde ich. Zumal die ungesündere Alternative für manchen Verzweifelten ein Medikament mit Chinin ist. Das senkt zwar nachweislich die Anzahl, Dauer und Intensität von Krämpfen, hat in seltenen Fällen aber lebensbedrohliche Nebenwirkungen. Deshalb ist das Mittel in Deutschland seit 2015 nur noch auf Rezept zu haben und in den USA, Australien und Neuseeland für die Behandlung von Wadenkrämpfen sogar verboten.

Wirkt auch Wunder: Bewegung und Dehnung

Was keiner Zulassung bedarf und erwiesenermaßen hilft, ist regelmäßige Bewegung und vor allem Dehnung. Und damit kommen wir zu einem zweiten »Wundermittel« gegen nächtliche Beinkrämpfe und der wichtigen Aussage eines Neurologen und Experten für Muskelkrämpfe in meiner Sendung: »In jedem untrainierten Muskel sinkt automatisch die Reizschwelle, sodass er eher zum Krampfen neigt als ein trainierter.« Ergo: Man muss etwas tun.

Nun mag ja Prävention oft anstrengend und nervig sein, aber speziell in diesem Fall, so jedenfalls meine Meinung, ist Vorbeugen wirklich kein Hexenwerk. Denn – aufgepasst, simpler geht's nicht – schon dreimal zehn Sekunden dehnen vor dem Schlafengehen reduziert die Krampfneigung nachweislich. Das ist das Ergebnis einer Studie, an der Männer und Frauen teilnahmen, die regelmäßig unter nächtlichen Beinkrämpfen litten.

Über sechs Wochen mussten sie ihre Waden- und Oberschenkelmuskulatur konsequent mit Dehnübungen trainieren. Das Ergebnis: Sie hatten deutlich seltener Krämpfe. Am besten, so die Autoren der Studie, pausiert man nach jeder Zehn-Sekunden-Dehnung immer für eine Minute. Die Übungen sind ganz leicht nachzumachen (siehe rechte Seite).

Dehnen ist also nicht nur beim akuten Krampf gut – da macht man das ja meistens ganz automatisch –, sondern Dehnung wirkt auch prophylaktisch. Eine einfache Sache, aber die wenigsten wissen das. Und wer auf Nummer sicher gehen will, trainiert die Muskelpartien, die zu Krämpfen neigen, tagsüber zusätzlich.

WARUM AUSGERECHNET NACHTS?

Krämpfe treten vor allem deshalb vermehrt in den Nachtstunden auf, weil dann das Rückenmark erregbarer, also sensibler, ist als am Tag. Durch die erhöhte Empfindlichkeit erhöht sich auch die Neigung zu Krämpfen.

DEHNEN GEGEN KRÄMPFE

Die drei Dehnübungen helfen beim akuten Krampf und auch vorbeugend, sofern sie vor dem Schlafengehen gemacht werden. Dehnen Sie je 3-mal für 10 Sekunden, immer mit 1 Minute Pause dazwischen.

1.
Wade: Dehnung im Ausfallschritt.

3.
Oberschenkel hinten: Dehnung im Sitzen mit durchgestrecktem Bein und geflextem Fuß.

2.
Oberschenkel vorn: Für das Dehnen ein Handtuch zu Hilfe nehmen, wenn der Fuß nicht mit der Hand zu fassen ist.

Mit den beiden Kräftigungsübungen können Sie langfristig die Krampfneigung in den Beinmuskeln verringern. Täglich jeweils 3-mal 10 Wiederholungen mit je 1 Minute Pause dazwischen.

4.
Oberschenkelmuskel vorn kräftigen: Unterschenkel heben und senken gegen den Widerstand eines Thera-Bandes.

5.
Oberschenkelmuskel hinten kräftigen: In der Schulterbrücke Gesäß anheben und wieder absenken. Füße möglichst auf die Ballen stellen.

Und das Gurkenwasser?

Tja, auf den Trick kam man im Jahr 2000, als die Footballteams *Philadelphia Eagles* und *Dallas Cowboys* bei extremer Hitze gegeneinander antraten. Während ein Dutzend der Cowboys wegen Krämpfen das Spiel abbrechen musste, verloren die Eagles keinen ihrer Spieler und gewannen das Match. Ihr Geheimnis? Gurkenwasser!

Der Medizinstudent Kevin Miller war davon so beeindruckt, dass er zehn Jahre später seine Doktorarbeit über dieses Phänomen veröffentlichte. Er stellte fest, dass ein Krampf ohne Gurkenwasser zwischen 71 und 246 Sekunden brauchte, bis er wieder verschwand. Mit dem sauren Sud hingegen war die Sache in 12 bis 219 Sekunden ausgestanden – im Schnitt nach 85 Sekunden und damit 45 Prozent schneller als ohne.

Wie genau das Gurkenwasser wirkt, ist noch nicht geklärt. An einer Änderung des Mineralstoffhaushalts kann es nicht liegen. Dafür geht es zu schnell. Vielleicht ist es einfach nur der Geschmack der Essigsäure im Rachen, der krampflösend wirkt. Ein kleiner, heilsamer Schock sozusagen. Ich stelle mir das wie beim Schluckauf vor, der verschwindet, wenn mich jemand erschreckt.

Gurkenwasser wird auch von PhysiotherapeutInnen empfohlen – obwohl wie gesagt der Nachweis des genauen Wirkmechanismus fehlt. Theorie ist, wenn man alles weiß, aber nichts funktioniert, und Praxis ist, wenn alles funktioniert und keiner weiß, warum. Hier passt der Spruch echt gut.

Übrigens ... wenn Sie selbst mal prüfen wollen, ob sauer auch Sie locker macht, stellen Sie sich ein Gläschen Gurkenwasser ans Bett. Bei einem Krampf trinken – und fertig. **Wichtig:** Pro Kilogramm Körpergewicht soll ein Milliliter Gurkenwasser ausreichen. Und bitte nicht täglich vorbeugend trinken!

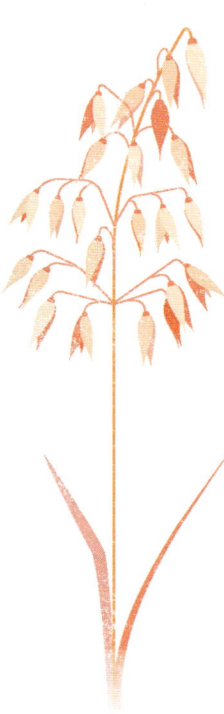

DIE DREI-TAGE-HAFERKUR

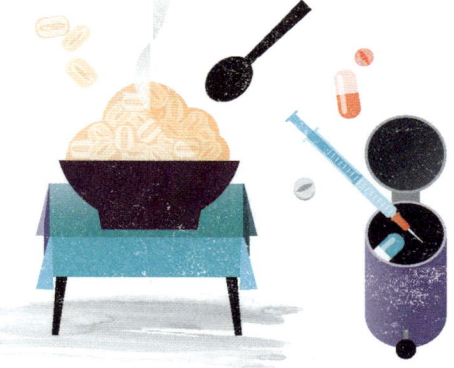

Urlaub für den Stoffwechsel

Hand aufs Herz: Gehören Sie auch zu den Menschen, die ihre verordneten Medikamente nicht gerne einnehmen, sie am liebsten irgendwo verschwinden lassen würden, obwohl klar ist, dass sie wichtig sind? Ich hätte inzwischen mehrere dicke Aktenordner zusammen, wenn ich alle Briefe und E-Mails aufbewahren würde, in denen uns ZuschauerInnen im Laufe der Jahre gefragt haben, ob sie die von ihren ÄrztInnen verordneten Medikamente wirklich einnehmen müssen oder ob es nicht auch irgendwie anders geht – mit weniger oder am liebsten ganz ohne Tabletten. Häufig schreiben

41

die Menschen ihre komplette Krankengeschichte, schicken Medikamentenpläne und sogar Befunde mit. Aber natürlich darf und werde ich mich nie in eine Behandlung einmischen. Allerdings würde ich auch nie einen Tipp für mich behalten, von dem ich glaube, dass er jemandem ohne jedes Risiko helfen könnte.

Einer von diesen Tipps, den ich übrigens auch gerne ungefragt weitergebe, ist die fabelhafte Haferkur. Sie ist wie Urlaub für den Zuckerstoffwechsel. Einfach durchzuführen, außerordentlich effektvoll und tatsächlich eine Chance, Medikamente einzusparen. Ganz sicher wird das Hafermenü nie einen Gourmetstern erhalten, aber es kann jedem von uns ein Plus an Gesundheit bringen, ganz besonders denjenigen, deren Stoffwechsel bereits Probleme hat.

Hafer hilft nicht nur bei Diabetes

Was in Grundzügen bereits der deutsche Internist Carl von Noorden (1858–1944) Anfang des 20. Jahrhunderts mit seiner »Haferdiätkur« herausgefunden hat und was in diversen aktuellen Studien bestätigt wurde, gipfelt in der erfreulichen Erkenntnis: Selbst den Menschen, die schon seit Jahren Diabetes mellitus Typ 2 haben,

WAS HAFER KANN
Er senkt den Zucker im Blut,
verbessert die Wirkung des körpereigenen Insulins,
verringert Fetteinlagerungen in der Leber,
reduziert schlechte Fette im Blut,
wirkt beruhigend auf Magen und Darm und hilft bei
Typ-2-Diabetes, Medikamente zu reduzieren.

kann nach einer Drei-Tage-Kur der Einstieg in den Ausstieg von Insulin und Co gelingen. Und Prädiabetiker, also diejenigen, die stark gefährdet sind, zuckerkrank zu werden, haben damit die Möglichkeit, die »Zucker«-Uhr noch einmal anzuhalten.

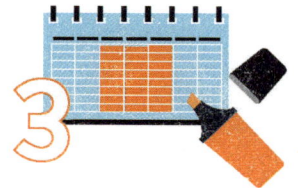

Die drei Hafertage verursachen eine Art Reset im System, denn sie entlasten den Stoffwechsel nachhaltig: weniger Zucker, weniger Cholesterin, bessere Wirkung des körpereigenen Insulins – das sind die wichtigsten der zu erwartenden Folgen, die sich meistens schon während der Kurzkur an den Blutwerten ablesen lassen und sogar vier Wochen später noch nachweisbar sind.

Das tut jedem mit Übergewicht oder Adipositas gut, aber stark übergewichtige Menschen mit Diabetes können einen besonders großen Effekt erleben. Schon dreimal 24 Stunden Haferfasten versetzt die meisten in die Lage, ihre Arzneimittel zu reduzieren. Sie erarbeiten sich damit die Chance, langfristig ganz von Spritzen und Tabletten wegzukommen.

Eine neue Chance fürs Insulin

Zu verdanken ist die Wirkung dem Hafer-Beta-Glucan. Dieser Superstar unter den wertvollen Inhaltsstoffen im Hafer ist ein löslicher Ballaststoff, der enorm sättigt und durch seine spezielle molekulare Struktur Cholesterin-, Blutzucker- und Insulinspiegel positiv beeinflusst. Er wirkt wie eine Bremse beim Abbau von Nährstoffen im Dünndarm. Dadurch wird entsprechend verlangsamt und zudem nur in geringen Mengen Zucker freigesetzt. Eine ideale Wirkkombi und wahre Wohltat für den überlasteten Stoffwechsel bei Übergewicht und Diabetes.

Drei Tage Haferkur bedeuten drei Tage weniger Zucker im Blut, und das bringt's. Diese moderate Fastenkur gibt dem Insulin aus der Bauchspeicheldrüse, auf das der Körper schon lange nicht

WUNDERWAFFE HAFER-BETA-GLUCAN
Bei regelmäßiger Aufnahme sinken nachweislich
der Langzeitblutzuckerwert HbA1c, die Triglyceride und
das Gesamtcholesterin. Zur Vorbeugung von
Fettstoffwechselstörungen wird der tägliche Verzehr von
3 g Beta-Glucan empfohlen. Die stecken zum Beispiel in:
70 g Haferflocken = 7 Esslöffel
50 g Haferkleie = 5 Esslöffel
40 g Haferkleieflocken = 8 Esslöffel

mehr gut reagiert, eine neue Chance. Es kann endlich wieder wirken und den Zucker aus dem Blut in die Körperzellen schleusen.

Forschergruppen von mehreren deutschen Universitätskliniken konnten zeigen, dass die Blutzuckerwerte der Patienten sogar schon nach zwei Tagen um bis zu 40 Prozent fallen und der Insulinbedarf um fast die Hälfte sinkt. Ein enormer Effekt, der im Kopf motiviert und dem Körper ermöglicht, anschließend leichter abzunehmen.

Gewichtsreduktion leichter gemacht

Abzunehmen ist bei Diabetes meist ein wichtiges Ziel und gelingt unter Insulintherapie leider nur den wenigsten. Im Gegenteil, viele Betroffene nehmen unter den Insulingaben immer weiter zu und müssen mehr und mehr spritzen. Ein Teufelskreis, der dank Hafertagen mit der vollen Dröhnung Beta-Glucan unterbrochen werden kann und auch muss, denn erst eine erhebliche Gewichtsreduktion schafft die Voraussetzung dafür, womöglich wieder ganz ohne Medikamente auszukommen. Dass das wirklich machbar ist, hätte man vor zehn Jahren noch ins Reich der Fabel verwiesen. Heute erleben das dank einer zunehmenden Zahl von Ernährungsmedizinern und -medizinerinnen immer mehr Menschen mit Zuckerkrankheit.

Wer seine Diabetesuhr zurückdrehen will, braucht dabei jedoch ärztliche Begleitung. Die Haferkur ist zwar einfach durchzuführen und ein echtes Erfolgsrezept, aber eben auch derart wirksam, dass meist schon während der Anwendung die Medikamentendosierung angepasst werden muss. Das sollte man nie allein tun, und man sollte sich auch langfristig in Sachen Ernährungsumstellung und sportliche Aktivität professionell begleiten lassen.

Es lohnt sich, denn »einmal Diabetes, immer Diabetes« gilt nicht mehr. Experten schätzen, dass etwa die Hälfte aller Menschen mit Typ-2-Diabetes ihre Erkrankung mit Ernährung und Bewegung anstatt mit Medikamenten in Schach halten könnte. Und wenn Sie jetzt fragen, woher man das alles als PatientIn wissen soll, dann ist das sehr berechtigt. Schließlich wissen das nicht einmal alle Ärzte.

DIABETES AUF DEM VORMARSCH

In Deutschland haben fast acht Millionen Menschen Diabetes und damit eine eingeschränkte Lebenserwartung. Alle 55 Sekunden erkrankt jemand neu. Das sind im Jahr gut 550 000 Menschen – etwa so viele, wie in Bremen oder Dresden leben. 90 Prozent gehören zum Diabetiker-Typ 2. Bei ihnen ist neben erblicher Veranlagung ein ungesunder Lebensstil mit Bewegungsmangel und Übergewicht die Ursache. Nicht so bei den etwa 10 Prozent mit Diabetes Typ 1. Hier liegt eine Autoimmunerkrankung zugrunde.

Das liegt vor allem auch daran, dass die wenigsten Hausärzte und Diabetologen zugleich ausgebildete Ernährungsmediziner sind. Aber es gibt Hoffnung. Erstens interessieren sich immer mehr Fachärzte für Ernährung als begleitende Therapie, und zweitens spricht sich speziell der Wert der Haferkur immer stärker herum. Über 100 Jahre nach ihrer Entdeckung wird das auch höchste Zeit.

Unverzichtbar: Bewegung als Medikament

Genau wie das richtige Essen hilft auch Bewegung hervorragend, die Behandlung zu unterstützen und von Medikamenten möglichst wegzukommen.

Bei sportlicher Aktivität brauchen unsere Muskeln als Treibstoff Glukose. Den ziehen sie aus eigenen Zucker- und Stärkedepots. Sind diese leer, besorgen sich die Muskelzellen den nötigen Nachschub aus dem Blut. Der Blutzuckerspiegel sinkt. Und das ist bei Diabetes erwünscht. Dieser Effekt hält sogar noch ein bis zwei Tage nach einem anstrengenden Training an. Besonders zu empfehlen sind Ausdauersportarten, die man am besten fünfmal pro Woche für jeweils mindestens 30 Minuten durchführt.

Bei chronischen Vorerkrankungen sollte der Trainingsplan vorher mit dem Arzt oder der Ärztin besprochen werden. Besonders wichtig ist das für Menschen mit Diabetes, die extrem darauf achten müssen, durch körperliche Aktivität nicht zu unterzuckern.

Übrigens … nutzen manche Kliniken das Wissen um die Wirkung der Haferkur längst auch in anderen medizinischen Bereichen: Die Kardiologen am Herz- und Gefäßzentrum Bad Bevensen setzen voll auf diese Therapie und verordnen auch ihren Patienten mit schwerer Herzschwäche zur Entlastung Hafertage.

46

REZEPT ZUR HAFERKUR

Essen Sie drei Tage lang jeweils morgens,
mittags und abends eine Hafermahlzeit.

ZUTATEN PRO MAHLZEIT

- 75 g Haferflocken (kernig oder zart)
- 1 Msp. Salz
- 300–500 ml Wasser oder fettarme Brühe

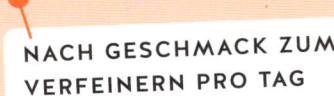

Zubereitung

Die Zutaten zusammen aufkochen
und für 5 Minuten bei geschlossenem
Deckel quellen lassen.

NACH GESCHMACK ZUM VERFEINERN PRO TAG

- 50 g Erd- oder Himbeeren
- 100 g Lauch oder Champignons
- Zwiebel, Kräuter, Knoblauch und Gewürze
- zum Abschmecken etwas Zitronensaft

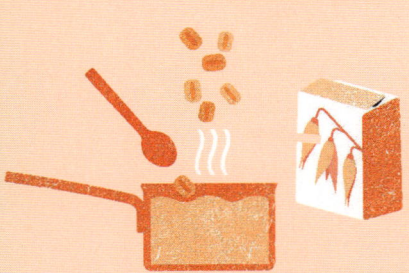

 WICHTIG: Mindestens
2 Liter Wasser oder
ungesüßten Tee trinken.

Achtung! Die Haferkur ist keine Kurzkur, nach der alles
beim Alten bleibt, sondern der optimale Einstieg in die
Änderung des gesamten Lebensstils. Wer diese Chance ergreift,
kann viel daraus machen. Die Kur kann nach zwei bis
drei Monaten in ärztlicher Abstimmung wiederholt werden.
Auch einzelne Hafertage zwischendurch tun gut.

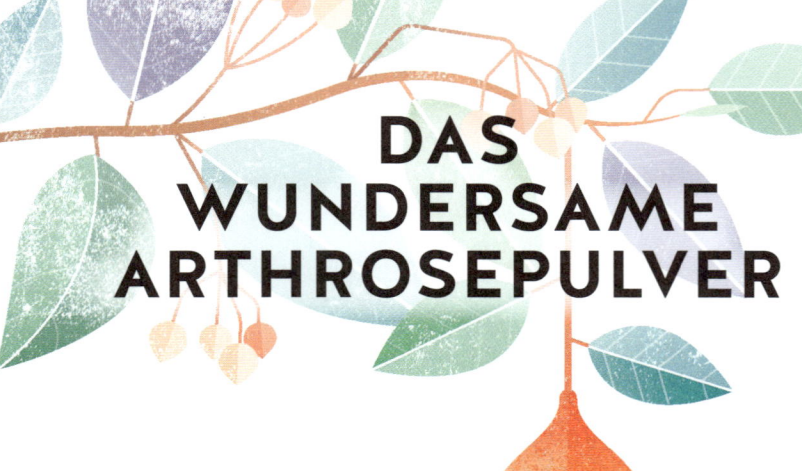

DAS WUNDERSAME ARTHROSEPULVER

Mit Muskatnuss, Koriander und Kreuzkümmel den Schmerz wegessen

In den letzten zehn Gesundheitsmagazin-Jahren hat kaum etwas derart für Furore gesorgt wie das wundersame Arthrosepulver. Ich weiß, das klingt übertrieben, weil man gleich an Heilung denkt und diese bei Arthrose bekanntlich bislang nicht möglich ist, aber das Pulver kann trotzdem enorm helfen.

Haben Sie selbst Arthroseschmerzen oder kennen Sie jemanden, der unter dem schmerzhaften Gelenkverschleiß leidet? Dann müssen Sie das hier unbedingt lesen! Und ich wüsste jetzt schon gerne, ob es auch Ihnen hilft – so wie vielen anderen, die das im

Laufe der Zeit glücklich rückgemeldet haben. Wenn ich von Nachbarn, Freunden oder in der Familie höre, dass jemand betroffen ist, dann habe ich sofort den ultimativen Rat für diese Person: die geniale Gewürzmischung aus Muskatnuss, Koriander und Kreuzkümmel. Sie ist der Hammer. Ich setze sie selber regelmäßig gegen schmerzende Fingergelenke ein, und bei mir wirkt sie tatsächlich jedes Mal. Vielleicht stimmt ja die Faustregel tatsächlich, die besagt: »Knorpel mag satte Farben, strengen Geruch und scharfen Geschmack.« Da sind wir genau bei unserer Gewürzmischung.

Der Tipp der Orthopädin

Alles begann damit, dass wir uns für einen Beitrag zum Thema Arthrose auf die Suche nach einer kompetenten Orthopädin machten. Wir wollten die Probleme des Bewegungsapparates auch mal aus Sicht einer Frau beleuchten. Männer gibt es in der Orthopädie viele, Frauen sind noch immer in der Minderheit. Ein Manko, wie ich finde, denn gerade rheumatische Schmerzen, zum Beispiel durch Arthrose oder Arthritis, betreffen mehr Frauen als Männer.

Auf unserer Suche wurden wir in einer Praxis in Meppen im Emsland fündig, bei der erfahrenen Fachärztin für Orthopädie und Spezialistin für Handerkrankungen Dr. Christine Meyer. Die mit erfrischender Bodenständigkeit ausgestattete Ärztin kam zum Interview ins Studio, und danach war nichts mehr wie zuvor.

Dabei hatte sie in dem Gespräch, das sich um die Arthrose des Daumensattelgelenks drehte, nur beiläufig drei Gewürze erwähnt, die sie ihren PatientInnen mit Arthroseschmerzen zur täglichen Einnahme empfehle. Ich fragte nach und erfuhr, dass es sich um Muskatnuss, Koriander und Kreuzkümmel handelt. Diese Mischung, in guter Qualität, fein gemahlen und täglich zum Essen eingenommen, könne Gelenkschmerzen deutlich reduzieren. Manchmal ein bisschen, manchmal mehr, manchmal sogar so stark, dass Schmerzmittel nicht nur verringert, sondern ganz abgesetzt werden könnten. Eine verlockende Vorstellung, denn schmerzlindernde und entzündungshemmende Medikamente sind zwar aufgrund ihrer Wirksamkeit oft segensreich, wegen ihrer möglichen Belastungen von Magen, Leber, Nieren und Gefäßen aber auch ungeliebt.

Beeindruckende Erfolge

Sollte es wirklich so einfach sein? Nur ein paar Messerspitzen Gewürzmischung pro Tag – und der Gelenkschmerz geht weg?

Ich muss gestehen, dass ich erst äußerst skeptisch war, da es keine Studie und keine hieb- und stichfeste Erklärung gab, wie genau die Gewürze die Schmerzen im Gelenk überhaupt beeinflussen könnten. Tatsächlich ist das auch bis heute nicht geklärt. Aber

WICHTIGES ÜBER ARTHROSE

Arthrose ist mehr als nur altersbedingter Gelenkverschleiß. Mediziner sehen sie heute vor allem als Folge von chronischen Entzündungsprozessen im Körper, angeheizt unter anderem durch zu viel Bauchfett. Die Fettzellen dort sind nämlich hormonaktiv und beeinflussen das Immunsystem und die Ausschüttung von Signalstoffen wie dem Tumornekrosefaktor-α (TNF-alpha), der auch in den Gelenken das Entzündungsgeschehen fördert. Ein dicker Bauch belastet also zum einen durch sein Gewicht die Gelenke, zum anderen trägt er durch seinen Einfluss auf den Stoffwechsel zum Knorpelabbau bei. Bei Arthrose ist daher grundsätzlich eine antientzündliche Ernährung mit weniger Fleisch, viel Gemüse und guten Ölen wichtig.

Dr. Andreas Michalsen, Professor für Naturheilkunde an der Berliner Charité, bestätigt:»Gewürze sind Arzneien. Nimmt man sie in der richtigen Dosierung, können sie wirken wie ein Medikament.«

Fakt ist: Zuschauerinnen und Zuschauer, die das Rezept nach der Sendung ausprobierten, meldeten beeindruckende Erfolge. Ich habe sie nicht alle gezählt, aber es sind bis heute weit über hundert, die Briefe schrieben, E-Mails schickten, anriefen oder persönlich von ihren guten Erfahrungen mit dem Gewürztrio berichteten.

Nach Christine Meyers Erfahrung kann es vier bis zwölf Wochen dauern, bis die Schmerzen nachlassen. Manchmal bleibt der Erfolg aber auch aus. Ein Phänomen, das grundsätzlich ebenso bei Arzneimitteln auftreten kann, denn jeder Mensch ist anders, und nicht alles wirkt bei jedem gleich gut.

Unterm Strich spüren jedoch meiner Wahrnehmung nach die meisten Menschen einen guten Effekt und die meisten ApothekerInnen übrigens auch – zumindest im übertragenen Sinne. Denn das Dreierlei der Gewürze findet reißenden Absatz und ist dabei nicht gerade ein Schnäppchen. Gute Bioqualität, frisch abgefüllt mit standardisierten Inhaltsstoffen, hat ihren Preis. Nach der Sendung meldete sich sogar jemand vom Apothekengroßhandel, um die genaue Dosierung zu erfragen. Meine Freundin Jantina, selbst Apothekerin, berichtet ein ums andere Mal von begeisterten KundInnen, die ihre Schmerzmittelmengen nach der Gewürzeinnahme verringern konnten. Was will man mehr? Wenn's hilft!

Übrigens ist das Pulver inzwischen auch in Kapselform auf dem Markt. Vielleicht eine Alternative für diejenigen, die das spezielle Würzaroma nicht so mögen.

> **Tolles Trio: Muskatnuss soll schon im alten Indien Rheumaschmerzen gelindert haben. Koriander gilt in der Naturheilkunde als gutes Mittel gegen geschwollene Gelenke. Kreuzkümmel beeinflusst entzündliche Prozesse positiv.**

DAS REZEPT
FÜRS ARTHROSEPULVER

Kaufen Sie möglichst Gewürze von hoher Qualität.
Besonders hochwertig und bereits fertig gemischt bekommt
man sie nur in Apotheken, Reformhäusern und reinen
Gewürzgeschäften. Schnuppern ist hilfreich. Je aromatischer
der Duft, desto frischer und wertvoller die Qualität.

ZUTATEN

- Koriander
- Kreuzkümmel
- Muskatnuss
  als Pulver,
  zu gleichen
  Teilen

Das brauchen Sie 2-mal täglich:

1.

Pro Gewürz 1 Messerspitze voll. Oder aber
3 Messerspitzen der fertigen Mischung – das
entspricht in etwa ½ gestrichenen Teelöffel.

2.

Diese Menge 2-mal täglich ins Essen geben –
ganz egal ob aufs Frühstücksei, ins Mittagessen,
über den Salat oder aufs Abendbrot.

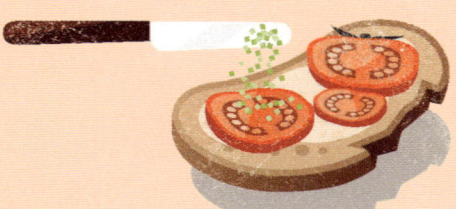

ACHTUNG: Denken Sie nicht, viel hilft viel. Das kann
zum Beispiel bei Muskatnuss ungut enden. Mehr als 5 Gramm
(etwa eine Nuss) führen zu Schwindel und Übelkeit,
und mehr als 10 Gramm können schwere Vergiftungs-
erscheinungen hervorrufen.

Übrigens ... hat auch moderate Bewegung nachweislich schmerzlindernde Effekte! Man muss es einfach immer wieder betonen: Körperliche Aktivität kann bei Arthrose wie ein Medikament wirken! Lassen Sie sich am besten anleiten. PhysiotherapeutInnen kennen sich da bestens aus.

So wirkt das Gewürztrio

Wissenschaftlich gesichert ist es nicht, aber man geht von der Vorstellung aus, dass die Inhaltsstoffe der Gewürze über den Darm ins Blut gelangen, zur Gelenkschleimhaut, der Synovia, transportiert werden und dort antientzündlich wirken. Denkbar ist auch, dass die Synovia besser durchblutet und ihre Regeneration angeregt wird. Zudem könnten sich die Inhaltsstoffe der Gewürzmischung positiv auf die Bildung der Gelenkflüssigkeit und damit auf eine bessere Versorgung mit Nährstoffen auswirken.

Meine persönliche Fingerkur

Bei mir persönlich ist das so: Vor allem im Winter und bei nasskaltem Wetter sind meine Finger morgens oft etwas schwerer beweglich und schmerzen vor allem an den mittleren Gelenken – für mich immer der Moment, in dem ich mit der Gewürzkur beginne. Schon beim Frühstück steht das Gläschen mit Muskatnuss, Koriander und Kreuzkümmel auf dem Tisch. Ich streue mir dann die leicht exotisch-scharfe Mischung am liebsten auf ein Tomatenbrot.

Die täglich empfohlene Dosis ist einfach zu erreichen. Vor allem dann, wenn man mit den Gewürzen auch kocht. Ich tue das häufig. Am liebsten mit *Baharat*. Das ist arabisch, heißt übersetzt schlicht »Gewürzmischung« und hat für den arabischen Raum in etwa die Bedeutung wie Curry in Indien. In Baharat stecken neben den drei tollen noch eine ganze Reihe weiterer Gewürze, unter anderem

Kardamon, Ingwer, Chili und edelsüßes Paprikapulver, je nach Hersteller zudem Sternanis und Knoblauch. Man kann es sich auch individuell zusammenmischen. Für Hühnchenspieße, die mit Baharat und etwas Olivenöl mariniert sind, würde ich jedes edle Steak stehen lassen. Sie sind schnell gemacht, megalecker und natürlich gesund (siehe Tipp).

Meine persönliche Gewürztherapie dauert übrigens meistens nur rund drei Wochen. Irgendwann vergesse ich die Einnahme, was daran liegt, dass meine Gelenkschmerzen weg sind. Kommt der Schmerz zurück, greife ich erneut zu meinem wundersamen Arthrosepulver und nehme die »Behandlung« wieder auf.

Mein Tipp

LIEBLINGSREZEPT MIT BAHARAT

Einfach (und) köstlich – für zwei Personen:

Zwei mittelgroße Hähnchenbrustfilets zerteile ich in Würfel, schneide eine Paprika und eine Zucchini in passende Stücke und schiebe alles abwechselnd mit Cocktailtomaten auf Holzspieße.

Die Spieße dann für mindestens eine Stunde mit einer Öl-Baharat-Mischung marinieren.

Anschließend grillen, dabei gut durcherhitzen und zum Beispiel mit wiedererwärmtem Reis vom Vortag servieren.

(Warum der Reis nach dem Abkühlen bekömmlicher und kalorienärmer ist, lesen Sie unter »Heißer Tipp: kalte Kartoffeln« ab Seite 137.)

DER TREPPENTRICK

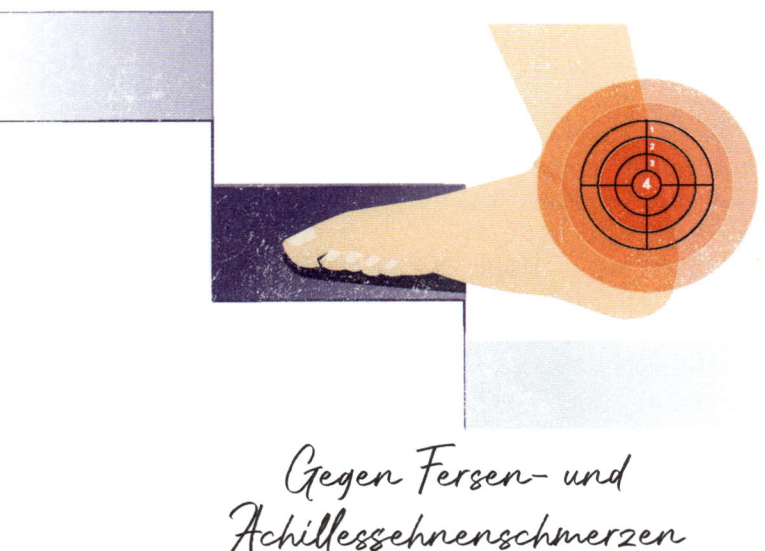

Gegen Fersen- und Achillessehnenschmerzen

Sie kennen den Spruch vom Propheten, der im eigenen Land nichts gilt? In unserer Familie ist er gelebte Realität, was beispielsweise mal dazu geführt hat, dass mein Mann monatelang beim Laufen und Gehen unter unangenehmen Fersenschmerzen litt, ohne sich von mir helfen zu lassen. Immer wieder kam ich mit einem echt guten Vorschlag, aber vergeblich. Das ging so lange, bis er eines Tages mit den Fußballschuhen in der Hand hinkend vom Training seiner F-Jugend zurückkam. Daraus wurde eine Odyssee. Seine Beschwerden verhinderten fortan nicht nur seine geliebte tägliche Joggingrunde, sondern bald auch jegliche sportliche Betätigung. Alle Versuche endeten mit Humpeln. Keine Frage, er war frustriert. Und ich nicht minder. Denn ich hatte ziemlich schnell den perfekten Tipp gegen Fersenschmerzen für ihn. Einfach, aber effektvoll. Doch ich kam damit nicht bei ihm an.

Fremde fragen nach Rat, die Familie ist genervt

Ich frage mich immer wieder, woran es wohl liegen mag, dass man Empfehlungen und Ratschläge ausgerechnet von den Menschen, die einem besonders nahestehen, oft nur schwer annehmen kann. Liest man denselben Tipp in der Zeitung oder wird er im Freundeskreis gepriesen, ist die Akzeptanz in der Regel weitaus größer.

Besonders kurios: Gelegentlich stehen wildfremde Menschen für einen Rat bei mir vor der Haustür, aber bei meinen Lieben stoße ich selbst mit – wie ich finde – super Gesundheitstipps oft nur auf mäßiges Interesse. Originalton meiner Tochter: »Ach Maaam, lass mal, du bist jetzt nicht auf Sendung.« Aber wie heißt es so passend? Wer nicht hören will, muss fühlen.

Viel probiert – nichts funktioniert

Mein Mann hat jedenfalls bei dieser Geschichte mehr gelitten, als nötig gewesen wäre. Es begann damit, dass seine Joggingrunde kürzer und kürzer wurde. Mein Rat, sich auf alle Fälle vor dem Start gründlich aufzuwärmen, wurde mit dem Verweis abgetan, er wisse Bescheid, denn er laufe schließlich schon sein Leben lang.

Lieber probierte er es mit teuren Spezialsocken, die die Sehnen angeblich massieren. Der Effekt war gleich null. Ein Freund empfahl durchblutungsfördernde Salben, ein anderer, die Fersen vor dem Laufen zu tapen. Besserung trat keine ein. Inzwischen tat er mir echt leid. Am schlimmsten waren die Schmerzen in Ruhe – noch Stunden nach der sportlichen Betätigung. Und selbst beim Tragen normaler Schuhe wurde es mittlerweile sehr unangenehm.

ANTIBIOTIKA KÖNNEN SEHNEN ANGREIFEN!
Substanzen der Gruppe der Fluorchinolone können übrigens zu plötzlichen schweren und irreversiblen Sehnenschäden führen. Ein bekanntes Präparat ist Ciprofloxacin, das früher häufig bei Atem- und Harnwegsinfekten verschrieben wurde. Auch bei anderen Antibiotika dieser Gruppe, die stets mit -floxacin enden, ist gemäß Warnung des Bundesinstituts für Arzneimittel und Medizinprodukte Vorsicht geboten.

Die Achillessehne war inzwischen an der Ferse richtig dick und knubbelig geworden, das konnte sogar ich als Laie fühlen. Aber Moment mal, so etwas hatten wir doch schon in der Sendung … Mein Ehrgeiz war angestachelt. Ich recherchierte in meinen Unterlagen und wurde fündig: Tatsächlich spricht bei solchen Beschwerden an der Ferse alles für eine Überbeanspruchung und Reizung der Achillessehne.

Woher das Problem kommt

Die 20 bis 25 Zentimeter lange Sehne ist die kräftigste Sehne unseres Körpers und an der Ferse gut tastbar. Sie nimmt bei jedem Schritt die Energie aus der Wadenmuskulatur auf und gibt sie beim Abstoßen des Fußes wie eine Sprungfeder wieder ab. Jedenfalls solange sie in Schuss ist.

Mit dem Alter wird die Achillessehne anfälliger – sie kommt mit zu viel oder zu wenig Sport, mit Übergewicht, Fehlhaltungen oder ungewohnten Belastungen, zum Beispiel bei einer spontanen Bergtour im Urlaub, nicht mehr so gut zurecht. In solchen Fällen von Überlastung kann es in der Sehne, die normalerweise wenig durchblutet ist, zu einem krankhaften Entsprießen von Blutgefäßen und Nervenfasern kommen. Das Gewebe verändert sich, verdickt, vernarbt und reißt im schlimmsten Fall.

Wirksam, sowohl zur Behandlung als auch zur Vorbeugung, ist intensives Dehnen. Ich weiß, das klingt fast zu einfach, um wahr zu sein, funktioniert aber und lässt sich supereinfach an einer Treppe durchführen: Man steht an der Kante einer Stufe auf den Zehen, senkt die Fersen so tief ab, wie es geht, hält kurz inne und hebt sich anschließend wieder in den Zehenstand. Und los geht's wieder von vorn. Diese Form der Dehnung ist zugleich ein exzentrisches Krafttraining. Das Charakteristische daran ist, dass die Muskelfasern während der Kontraktion länger werden.

Wiederholt man dieses Training über mehrere Wochen täglich mehrfach, lassen die Schmerzen irgendwann nach, und die Achillessehne wird wieder fit und belastbar. Das haben auch wissenschaftliche Studien eindeutig gezeigt.

UND SO HILFT DAS TRAINING

Warum das exzentrische Krafttraining so heilsam für die angegriffene Achillessehne ist, wissen Mediziner und Medizinerinnen noch gar nicht so lang. Durch das Auf und Ab an der Treppenstufe werden die Muskeln unter Anspannung derart gedehnt, dass gerade in der tiefen Position der krankhaft verstärkte Blutfluss in einigen Arealen zeitweilig zum Erliegen kommt. Die Umbauprozesse stoppen, das verdickte und schmerzende Sehnengewebe kann sich regenerieren, wird wieder schlanker, schmerzfrei und beweglich.

WIRKUNGSVOLL DEHNEN

Beginnen kann man mit diesem exzentrischen Training,
wenn die akute Schmerzphase abgeklungen ist.

1.
An den Rand einer Treppenstufe
stellen, Blickrichtung die Treppe
hinauf, Hand zur Sicherheit am
Geländer, Vorfüße auf der Stufe,
Fersen in der Luft.

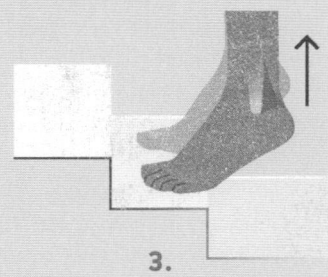

2.
Für circa zwei Sekunden auf
die Zehen stellen.

3.
Bei leicht gebeugten Knien die
Fersen langsam absenken und in
die maximale Dehnung gehen,
zwei Sekunden tief verharren.

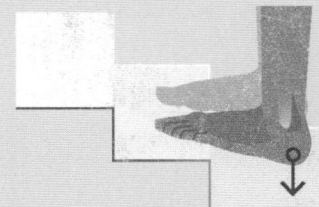

4.
15 Wiederholungen, 3- bis 6-mal
am Tag durchführen.

 TIPP: Erschweren lässt sich die Übung, indem man
sie nur auf einem Fuß macht.

Aller Anfang ist schmerzhaft
Kleine Vorwarnung: In den ersten drei Wochen
nehmen die Beschwerden meistens noch zu. Es kann auch
fiesen Muskelkater in der Wade geben. Danach wird es besser.
Laut Studien kann nach zwölf Wochen mit 50 Prozent weniger
Schmerzen gerechnet werden. Mit etwas Glück und
Geduld verschwinden sie auch ganz.

Ein toller Tipp, doch mein Mann bleibt skeptisch

Ich zitierte also die Wissenschaft. Und nun dürfen Sie dreimal raten, wie mein Mann reagierte, als ich mit meinem Vortrag durch war. Genau: skeptisch. Als wenn es so einfach wäre. Der Ordnung halber stellte er sich zwei-, dreimal auf eine Treppe und wippte mit den Füßen hoch und runter. Aber weil das wehtat, ließ er es wieder. Stattdessen wurden neue Laufschuhe gekauft, die aber auch nichts brachten. Einlagen, wie im Internet propagiert, ersparte er sich, setzte stattdessen aber große Hoffnungen auf eine Stoßwellenbehandlung beim Orthopäden. Doch die Prozedur war nicht nur schmerzhaft und teuer, sondern am Ende genauso wirkungslos wie alles andere.

Und dann war wieder mal Dienstag, und wir hatten in der Sendung einen Experten zu Gast, der ein Loblied auf die positive Wirkung von exzentrischem Krafttraining sang. Ein solches Training sei auch eine erstklassige Behandlungsmethode bei Achillessehnenbeschwerden, versicherte er. Es war exakt die von mir vorgeschlagene Therapie an der Treppe.

Derselbe Tipp – und mein Mann ist dabei

Und nun glauben Sie es oder nicht: Als ich nach der Sendung nach Hause komme, finde ich meinen Mann auf unserer Treppe vor, turnend auf der untersten Stufe. Der fremde »Prophet« hatte ihn überzeugt. Von da an dauerte es ungefähr acht Wochen, bis seine Fersenschmerzen deutlich gemildert waren. Nach dreieinhalb Monaten waren sie ganz verschwunden. Laufen ging längst wieder. Das Ganze ist mittlerweile mehrere Jahre her, und seine Achillessehnen sind heute tipptopp.

Die Treppenübung ist zu einem festen Ritual geworden. Jedes Zähneputzen wird gleichzeitig für Dehnungsübungen auf der Stufe genutzt. Tröpfchen von Zahnpastaschaum an Ort und Stelle sind der sichtbare Beweis dafür, dass mein Mann täglich trainiert. Aber damit kann ich leben.

TÄGLICHE »ROLLKUR«

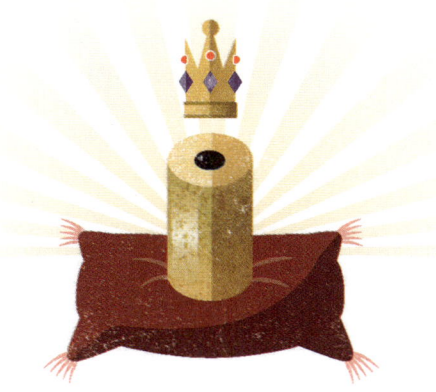

Endlich schmerzfrei bei Nacken, Rücken, Fersensporn ...

Einige brauchen morgens erst mal einen Kaffee, andere ihre Tageszeitung. Ich brauche meine Faszienrolle. Ein schlichter Hartschaumzylinder, der in der Visite-Sendung vor einigen Jahren zum ersten Mal durchs Bild rollte: 30 Zentimeter hoch, 15 Zentimeter Durchmesser, in der Mitte hohl und 180 Gramm leicht. Unscheinbar im Aussehen, aber unglaublich in der Wirkung.

Egal, wie gut oder schlecht, wie lang oder kurz die Nacht war: Ich bewege meinen Rücken nur wenige Sekunden über die harte Rolle und bin sofort hellwach. Ein paar Momente später ist der anfängliche Wohlwehschmerz dem angenehmen Gefühl einer gründlichen Massage gewichen. Alles fühlt sich entspannt an, gleichzeitig aktiviert, gut durchblutet und wohltuend warm. Dann noch kurz über Beine und Po gerollt, und die Energie überträgt sich auf den ganzen Körper.

Faszinierende Faszien

Das gute Feeling ist den Faszien zu verdanken – dem Netz elastischer Kollagenfasern, das in unserem gesamten Körper alle Strukturen umhüllt und miteinander verbindet. Faszien registrieren Belastung, geben Informationen weiter und werden von Experten ein bisschen mit der Servolenkung beim Auto verglichen. Sie koordinieren die Kraftübertragung der Muskeln und können, wie man inzwischen weiß, durch Energiespeicherung und -abgabe ebenso bremsend wie beschleunigend wirken. Humanbiologe und Faszienforscher Dr. Robert Schleip sieht im Fasziennetz unseren sechsten Sinn. Das dreidimensionale Netz, das von Kopfhaut bis Zehen alle Strukturen verbindet, besitzt unzählige »Fühler«, die ständig auf Situation und Lage reagieren, Rückmeldung geben und für das Nervensystem eine entscheidende Rolle spielen.

Wie auch immer: Für mich ist diese morgendliche »Rollkur« ein perfekter Start in den Tag. Bei Wohlbefinden ist sie Luxus, bei Schmerzen und körperlichen Einschränkungen kann sie ein wahrer Segen sein.

Faszienpflege zahlt sich für den Körper aus

Egal ob Nacken- oder Rückenschmerzen, ob Fersensporn oder Blockade im Iliosakralgelenk (auch Kreuz-Darmbein-Gelenk genannt): In diesen und vielen anderen Fällen kann die Faszienrolle eine bemerkenswerte Linderung bringen. Warum das so ist, lernte ich, als Dr. Sabine Bleuel, Fachärztin für Orthopädie und Faszientherapeutin, zu Gast in der Sendung war. Das Thema: der Fersensporn. Ein Übel, das einen wie aus heiterem Himmel überkommen kann. Plötzlich ist der Schmerz da, die Ferse extrem druckempfindlich. Es fühlt sich an, als steche ein Nagel von unten in die Hacke, und die Beschwerden halten sich hartnäckig. Wer das schon einmal hatte, weiß, wovon ich spreche. Schicke, hochhackige Schuhe können wir Frauen dann vergessen.

Verursacht wird der Schmerz dadurch, dass die Plantarfaszie, die große Sehnenplatte unter dem Fuß, am Übergang zum Knochen entzündet ist. Aber – wie tröstlich! – man kann etwas tun.

Dem Fersensporn rollend zu Leibe rücken

Ich hatte erwartet, dass wir in der Sendung ausschließlich über Einlagen, Schmerzmittel und gesundes Schuhwerk reden würden. Stattdessen überraschte Sabine Bleuel mit einer Faszienrolle, über die sie sich liegend mit ihrer gesamten Körperrückseite rollte – von den Fersen über Waden, Oberschenkel und Rücken bis hinauf zum Nacken. Ich war ehrlich baff.

Auch wenn es bei dieser ungewöhnlichen Übung nicht so aussieht, aber man behandelt damit tatsächlich den Schmerz an der Ferse, und zwar dort, wo er herkommt. Das Ärgernis im Fuß hat seinen Ursprung nämlich an ganz anderer Stelle im Körper. Es kann zum Beispiel an einer verkürzten Wadenmuskulatur liegen oder auch an Verspannungen im oberen Rücken.

Viele Probleme unseres Bewegungsapparates entwickeln sich nach demselben Prinzip: Muskuläre Überlastung an der einen Stelle erzeugt Schmerzen an einer ganz anderen. So kann eine steife Schulter zu einem Schnappfinger führen und ein verspannter Nacken zu Taubheitsgefühlen in den Füßen oder eben zu einem Fersensporn. Von unten nach oben funktioniert die Kette genauso, erklärte die Expertin: Eine Fehlstellung der Füße bereitet einem Beckenschiefstand den Weg, der über Lenden- und Brustwirbelsäule zu einem verspannten Nacken mit häufigen Kopfschmerzen führen kann.

Faszienketten verbinden alles

Auf all diesen Verbindungswegen sind permanent Muskeln und Faszien um Ausgleich bemüht. Doch nicht immer schaffen sie es, das Problem vollständig aufzuheben. Dann wird es gewissermaßen weitergereicht und führt im nächsten Körperabschnitt zu einem neuen Ungleichgewicht und zu Belastungen, unter denen auch die Faszien leiden. Sie verdicken und verkleben und können den Schmerz irgendwann nicht mehr verhindern.

Hier kommt nun die Faszienrolle ins Spiel. Sie ist in der Lage, die chaotisch verfilzten Fasern des Bindegewebes zu »entwirren« und wieder in eine funktionstüchtige Verfassung zu bringen. Ausgiebiges Ausrollen – gerade der besonders schmerzenden Bereiche – und Dehnen der beteiligten Muskel-Faszien-Ketten kann der Schlüssel zum Erfolg sein. Durch das Be- und Entlasten, das Drücken und Verschieben der Gewebeschichten nehmen die malträtierten Fasern mehr Flüssigkeit auf, können sich regenerieren und wieder gesunde Impulse geben.

Professionelle Anleitung fürs Rollen hilft

Wer mit der Faszienrolle gezielt ein bestimmtes Gesundheitsproblem bearbeiten will, sollte sich zu Beginn am besten professionelle Unterstützung holen und sich auch ein begleitendes Dehnprogramm zeigen lassen. Mit ausgebildeten FaszientherapeutInnen an der Seite wäre das natürlich ideal, aber mit einem guten Buch kann man auch sehr weit kommen.

Übrigens … klappt das alles nur dann, wenn dem Körper genügend Flüssigkeit zur Verfügung steht. Daher sind pro Tag mindestens 1,5 Liter Wasser oder ungesüßter Tee eiserne Pflicht. Das wird oft vergessen.

HIN UND HER ODER NUR IN EINE RICHTUNG?
Darüber gehen die Expertenmeinungen auseinander.
Beides ist möglich, und wirklich falsch ist wohl keine Variante.
Ich bewege mich auf der Rolle hin und her, nutze sie
eher zu einer Art Massage, bei der ja auch nicht immer nur
in eine Richtung gestrichen wird. Will man den
Bluttransport in den Beinvenen erleichtern oder gezielt
den Lymphfluss einer Körperregion beeinflussen,
sollte man nur in Richtung Herz rollen.

Punktuelle Verspannungen lösen

An dieser Stelle möchte ich Ihnen noch dringend einen weiteren Tipp von Expertin Sabine Bleuel mitgeben, den wohl jeder mal gebrauchen kann, denn er betrifft die fiesen punktuellen Verspannungen, die wir alle von Zeit zu Zeit haben – der eine nach dem Joggen in der Wade, die andere nach langer Schreibtischarbeit in der Schulter oder durch einseitige Belastung am Ellenbogen. Es kann sich anfühlen wie ein Knoten, manchmal brennend, manchmal stechend, aber auf jeden Fall immer unangenehm. Solche Stellen lassen sich gut durch punktuelle Druckausübung behandeln.

Dazu übt man am Ort des stärksten Schmerzes so lange mit den Fingern oder einem kleinen harten Ball Druck aus, bis der Schmerz langsam »wegschmilzt«. Das erzeugt zwar kurzzeitig an den gedrückten Faszien noch mehr Aua, vermittelt dem Körper aber, so zumindest die Vorstellung: »Achtung, an dieser Stelle ist etwas richtig akut, hier muss repariert werden.« Ein Gedanke, der für mich immer sehr hilfreich ist, weil er nahelegt, dass man bei Schmerzen auf seinen Körper Einfluss nehmen kann.

Lernen Sie, Ihre Faszien zu fühlen

Wenn Sie sich mit Ihren Faszien künftig ein bisschen mehr beschäftigen, werden Sie feststellen, dass es sich absolut lohnt. Auch wenn der Rücken anfangs vielleicht protestiert, sobald Sie ihn über die harte Rolle bewegen. Das wird weniger und fühlt sich sehr schnell sogar gut an. Garantiert. Und nebenbei lassen auch andere Beschwerden nach. Zudem werden Sie insgesamt beweglicher.

Einen Vorgeschmack darauf gibt der Vorher-nachher-Effekt, der sich nach dem morgendlichen Recken und Strecken beim Aufstehen einstellt. Wir fühlen uns danach in der Regel deshalb so gut, weil wir damit bereits das erste Faszientraining des Tages hinter uns haben. Spüren Sie mal in sich hinein. Bei mir zumindest fühlt es sich meistens so an, als wenn alles ein bisschen »gängiger« ist.

Die Faszienrolle vervielfacht diesen Effekt. Für mich gehört die Selbstmassage auf der Rolle deshalb genauso zum Alltag wie das Zähneputzen. Ich nehme das gute Stück sogar mit in den Urlaub. Zu meinem täglichen Faszienpflegeprogramm gehören ein paar einfache Übungen, die ich Ihnen nebenan vorstelle.

ERST ABKLÄREN, DANN TRAINIEREN
Fragen Sie Ihren Arzt oder Ihre Ärztin zum Beispiel
bei Osteoporose, Rheuma und Fibromyalgie, Bandscheiben-
schäden und Gelenkersatz, bei Einnahme von
Blutgerinnungshemmern, bei Tumorerkrankungen
und in der Schwangerschaft.
Nie rollen …
… bei akuten Schmerzen, Schwellungen und Rötungen,
ausgeprägten Krampfadern und Hexenschuss.

FASZIENFITNESS

Meine Top 4 für zwischendurch

Wenn ich stundenlang am PC zu tun habe, lasse ich mich alle 45 Minuten durch den Timer meines Handys an »Bewegung« erinnern. Dann mache ich kurz mal Pause für meine vier Lieblingsübungen. Superwichtig, denn spätestens nach einer Dreiviertelstunde Stillsitzen beginnen unsere Faszien zu verkleben. Stress und Leistungsdruck verschlimmern das Problem noch, weil das Alarmhormon Adrenalin sich schädigend auf die sensiblen Fasern auswirkt, sagt Robert Schleip, einer der führenden Faszienforscher in Deutschland. Nicht nur am Schreibtisch, sondern auch vor dem Fernseher supereinfach zu machen:

1.

10-mal Kniebeugen mit Festhalten am Tisch, damit die Knie beim Beugen nicht über die Fußspitzen hinausragen.

2.

10-mal an der Tischkante dehnen mit 90-Grad-Winkel in der Hüfte.

3.

10-mal seitlich im Bogen nach links dehnen, 10-mal nach rechts, Arme dabei hochstrecken.

4.

40 Sekunden leichte und leise Sprünge auf der Stelle. Unser Bindegewebe liebt diese zarten Erschütterungen.

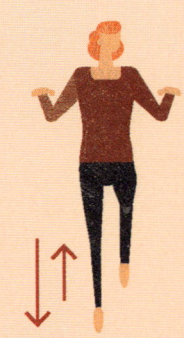

...für
Kopf und
Seele

Bessere Lebensqualität beginnt
in unserem Kopf. Vor allem im Gehirn
entscheidet sich, ob wir uns gut
oder schlecht fühlen. Vieles können wir
selbst steuern – mal mit Konzentration,
mal durch Abschalten
und mal mit ein bisschen Mut.

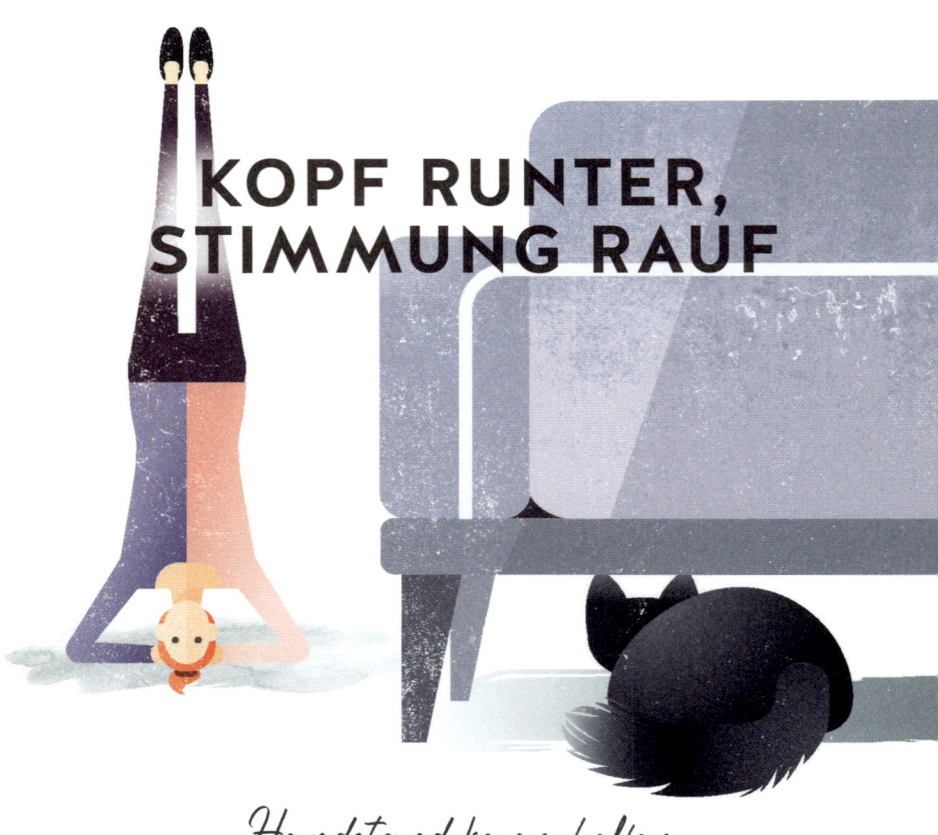

KOPF RUNTER, STIMMUNG RAUF

Handstand kann helfen

»Sag mal, Vera, das mit dem täglichen Handstand ist ja wohl so ein kleiner Tick von dir, oder warum machst du das?« Mit dieser Frage, die eigentlich eine Feststellung war, traf meine Kollegin Bettina Tietjen bei der *NDR Talk Show* im Grunde den Nagel auf den Kopf.

Ich hatte erzählt, dass es jeden Tag einen Moment gibt, der unverzichtbar für mich ist, und das ist der Moment, in dem ich unbedingt mal eben Handstand machen muss. Entweder schwinge ich mich gleich morgens nach dem Aufstehen schon im Badezimmer über Kopf, nutze dann aber zum Gegenlehnen sicherheitshalber die Wand, oder ich mache es irgendwann im Laufe des Tages mitten im Wohnzimmer. Bei Bedarf auch mehrfach. Ich habe diese Überkopfpositionen schon immer geliebt. Einen großen Teil meiner Kindheit verbrachte ich, in den Kniekehlen im sogenannten Schweinebaumel hängend, an Teppichklopfstangen oder beim Turntraining in der Sporthalle, wo Handstand, Kopfstand oder Nackenstand selbstverständlicher waren als jede normale Körperhaltung. Später habe ich noch Sport studiert, da ging auch vieles Hals über Kopf, aber das liegt mittlerweile ganz schön lange zurück. Bleibt Bettinas ernst gemeinte Frage nach dem Warum. Es kann natürlich tatsächlich ein Spleen sein oder der Versuch, sich täglich zu beweisen, dass man noch nicht ganz zum alten Eisen gehört. Vielleicht komme ich ja noch auf einen tieferen Sinn, aber spontan würde ich sagen: Es tut schlicht und einfach gut. Und ich bin überzeugt, dass andere Menschen – Sie vielleicht auch – vom gelegentlichen, am besten sogar regelmäßigen »Upside Down« genauso profitieren könnten.

Wagen Sie den Versuch

Man sollte es einfach mal (wieder) ausprobieren. Die Ausführung muss ja nicht olympiareif sein. Zur Vorübung ist der umgedrehte Handstand, bei dem der Bauch in Richtung Wand zeigt, super geeignet. Man krabbelt dazu aus der Hocke rückwärts mit den (hoffentlich sauberen) Füßen einfach die Wand hoch. Sicherheit geht immer vor. Vielleicht haben Sie sich früher ja auch regelmäßig auf den Kopf gestellt, es jetzt nur lange nicht mehr gemacht. Sofern die Gelenke an Händen, Ellenbogen und Schultern okay sind und Sie über genügend Kraft und Stabilität in der Körpermitte verfügen, kann es einfacher sein, als Sie glauben – und alles, was Sie brauchen, ist Mut. Wer Anleitung benötigt, kann neuerdings Handstand-Workshops besuchen. Es gibt viele Möglichkeiten. Lassen Sie sich auf jeden Fall nicht durch die Vorstellung davon abbringen, dass man das in Ihrem Alter nicht mehr macht.

Es muss auch nicht gleich ein Handstand sein. Ein Kopfstand auf weicher Unterlage, an den man sich vorsichtig herantastet – und dann noch gegen die Wand –, kann es genauso bringen. Und wer seinen Nacken schützen möchte, macht den Kopfstand auf einem speziellen Hocker, der das Genick entlastet.

Über Kopf ist im Trend

Solche Umkehrhaltungen, wie Yogis Hand- und Kopfstand und andere Positionen nennen, bei denen sich das Herz plötzlich oberhalb des Kopfes befindet, sind mächtig im Trend. Allein unter dem Hashtag #Handstand kann man sich derzeit durch mehr als 7,5 Millionen Bilder und Videos klicken. Die Pose ist das Angebermotiv auf Social Media.

Ich bin da nicht vertreten, sondern nutze die Zeit lieber zum Selbermachen im heimischen Wohnzimmer. Was zugegeben nicht

Mein Tipp
NICHT MIT VOLLEM MAGEN ÜBEN!

Üben Sie den Hand- oder Kopfstand immer nur mit leerem oder wenig gefülltem Magen. Es gibt Leute, die mit diesen Übungen ihre Verdauung verbessern wollen. Wenn Magen und Darm kurz in eine andere Position plumpsen, soll das die Peristaltik anregen. Für mich wäre das nichts. Auch wenn ich früher wie eine Fledermaus an der Reckstange hängend mein Butterbrot gegessen habe, würde ich mich heutzutage nicht mehr mit vollem Magen über Kopf begeben. Für das, was dann passieren könnte, übernähme ich keine Verantwortung.

immer ungefährlich ist. Ich bin schon umgekippt, weil jemand ausgerechnet in dem Moment von draußen die Tür geöffnet hat, als ich innen entspannt über Kopf dagegenlehnte. Und mein Mann kann ein schmerzliches Lied davon singen, wie es sich anfühlt, wenn vor einem plötzlich Füße durch die Luft rauschen und einer davon – aus Versehen – unter seinem Kinn landet.

Sorry dafür, aber in 99 Prozent aller Fälle läuft ja alles gut. Vor allem für mich, denn bei jedem Handstand wird mein Kreislauf gepusht, das Herz schlägt schneller, die Atmung wird tiefer, und plötzlich entstehen gute Ideen. Auch Muskeln, Knochen und Gelenke haben etwas davon. In der Höhenlage müssen sie sich neu sortieren und fühlen sich anschließend immer ein bisschen wie neu an – in meinem Alter ein Gefühl, das man durchaus zu schätzen weiß.

Fest steht für mich aber definitiv: Ein Handstand kann auch heilsam sein. Wenn ich mal Kopfschmerzen habe, ist er eine echte Alternative zur Schmerztablette. Tut der Rücken vom langen Sitzen am Schreibtisch weh und ist keine Faszienrolle zur Hand, lösen ein paar Handstände alle Verspannungen. Außerdem werden die Beine kurzfristig schlanker. Denn sobald sie über dem Kopf schweben, sorgt die Schwerkraft für einen leichteren Rückstrom des Blutes zum Herzen und entlastet die Beinvenen. Bei Menschen mit Venenschwäche wirkt das entstauend.

Handstand bringt ungewohnte Einblicke

Handstand machen ist auf jeden Fall ein echter Frischekick – auch wenn sich der meist puterrote Kopf hinterher erst einmal wie ein Ballon anfühlt. Aber ist das vorbei und hat sich die Blutzirkulation nach der Aufrichtung wieder normalisiert, bleiben bessere Konzentration und ein Plus an gedanklicher Klarheit zurück.

Ich muss gestehen: Ich habe beim Schreiben eben schnell noch einige Male über Kopf gestanden, um Details nachzuspüren, und muss der Ordnung halber hinzufügen, dass man aus dieser Froschperspektive leider auch immer wieder unliebsame Entdeckungen macht: Trockenfutter zum Beispiel, das unterm Sofa vor sich hingammelt, weil die Katzen es nie gefressen, sondern nur damit gespielt haben. Auch eine unerwartet große Zahl an Staubflusen rückt ins Blickfeld, oder dezente Spinnenweben tauchen auf, die man in normaler Körperhaltung immer übersieht. Doch das ist Nörgeln auf hohem Niveau (oder niedrigem, wenn man die Position des Kopfes bedenkt).

Über Kopf zu stehen verändert den Blickwinkel, und das tut nicht nur gefühlt gut, sondern gibt für einen Moment all dem einen Kick, was da oben unter unserer Schädeldecke steckt: nämlich 86 Milliarden Nervenzellen mit geschätzten 100 Billionen Verbindungen untereinander. Ein unfassbares Netzwerk.

Die Kieler Neurologieprofessorin Daniela Berg plädiert dafür, dieses neuronale Universum sooft es geht kreativ herauszufordern. Nur wenn wir uns – wie beim Handstand – immer wieder neuen Eindrücken und ungewohnten Situationen aussetzen, bleiben unsere grauen Zellen aktiv. Sie organisieren sich entsprechend den Anforderungen, die an sie gestellt werden, immer wieder neu und erhalten uns auf längere Sicht die geistige Power.

Auch wenn sich das vermutlich erst später auszahlt, merkt man ganz unmittelbar aber etwas anderes sehr Schönes: Wenn Sie den sicheren Boden unter den Füßen aufgeben und sich mal voll auf Hände, Arme oder auch auf den Kopf verlassen, dann spüren Sie ein Selbstvertrauen, das Ihnen niemand nehmen kann.

Auch das kann Körper und Geist »erfrischen«:

1. Hängen Sie ein Bild, das Sie schon lange haben, mal verkehrt herum an die Wand. Der Effekt ist verblüffend: Farben und Formen wirken plötzlich anders, neue Assoziationen entstehen und können zu spannenden Gesprächen führen.

2. Laufen Sie beim Spazierengehen oder Joggen zwischendurch mal rückwärts. Am besten mit einem Partner an der Seite, der Sie vor Hindernissen warnt. Eine Herausforderung für Gleichgewichtssinn, Muskeln und Nerven. Für mich ist es immer wieder interessant, wie anstrengend das ist und dass man davon tatsächlich sehr leicht Muskelkater bekommen kann.

3. Tauschen Sie am Esstisch mal die »Stammplätze«. Auch dieser Perspektivenwechsel führt womöglich zu interessanten Erfahrungen: Der Blick nach draußen ist hübscher, es ist wärmer, weil dichter an der Heizung, oder es ist viel entspannter, weil Herd und Spüle nicht im Blickfeld sind. Manche Leute tun sich schwer mit dem Plätzetauschen. Vermutlich aus gutem Grund …

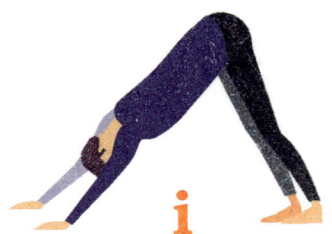

ACHTSAM ÜBER KOPF GEHEN

Wenn Sie noch nie einen Hand- oder Kopfstand gemacht haben oder es sehr lange her ist, sollten Sie sich anleiten und helfen lassen. Als einfachere Umkehrhaltung ist dann zunächst die Yogaübung des Herabschauenden Hundes gut geeignet. Auch sie kann zu einem Plus an körperlicher und emotionaler Gesundheit beitragen. Vorsicht jedoch immer bei häufigen Kopfschmerzen, bei Bluthochdruck, Schwangerschaft, Herzproblemen, Diabetes, Übergewicht und Osteoporose!

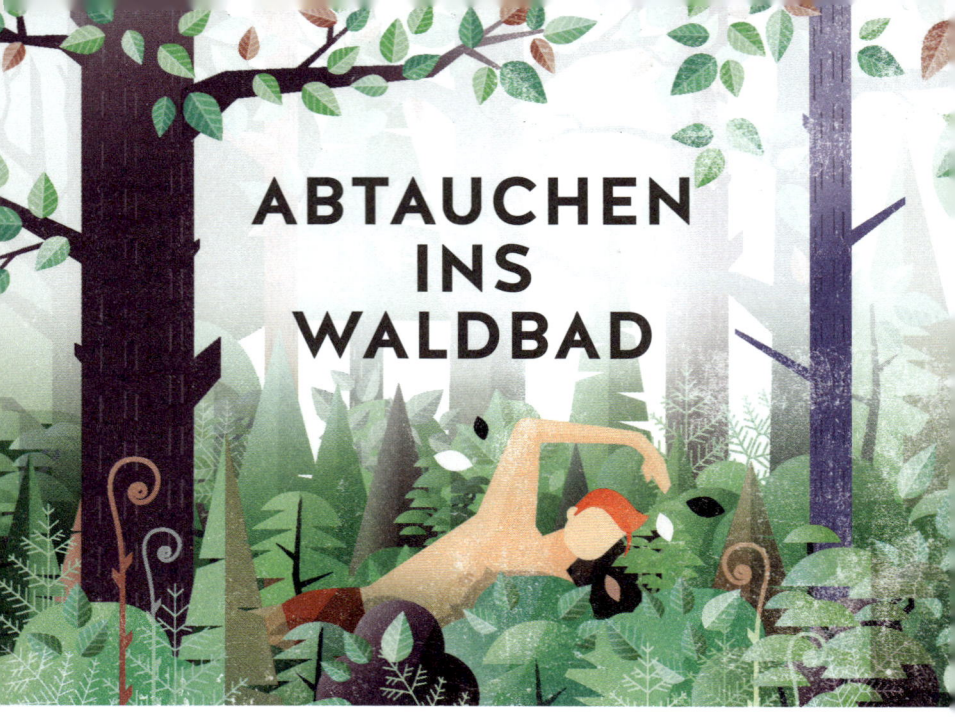

ABTAUCHEN INS WALDBAD

*Heilsam auch für
Nichtschwimmer*

Nicht rauchen, gesund essen, weniger Alkohol und mehr Bewegung … Reagieren Sie manchmal auch schon allergisch bei den klassischen Gesundheitsempfehlungen, die einem – ob man will oder nicht – überall aufgedrückt werden? Es sind immer dieselben üblichen Verdächtigen, die aus medizinischer Sicht total korrekt sind und wohl nie überholt sein werden. Aber sie gehen einem dennoch manchmal auf den Geist, wenn sie permanent über Medien, über ÄrztInnen oder vielleicht auch vom eigenen Partner in allzu hoher Dosierung verabreicht werden. Ich nehme mich von der

Genervtheit gar nicht aus, obwohl es ja mein Beruf ist, Gesundheitstipps zu verbreiten.

Umso schöner finde ich, dass ich Ihnen hier aus voller Überzeugung mal eine ganz andere Empfehlung zum Wohle von Körper und Seele ans Herz legen kann – natürlich selbst erprobt und natürlich wirksam: Gehen Sie in den Wald!

Wie bitte? Klingt gar nicht spannend? Da kann man doch stolpern, sich verlaufen, und außerdem sehen alle Bäume gleich aus? Genau! Und gerade das ist ja das Gute daran. Ich gebe zu, ich wohne zwar sehr nah am größten zusammenhängenden Waldgebiet Schleswig-Holsteins, dem schönen Sachsenwald, hatte aber dort schon jahrelang keinen ausgiebigen Waldspaziergang mehr gemacht. Doch dann geriet ich im Spätsommer zwischen dem ersten und zweiten Corona-Lockdown eher zufällig an einem Nachmittag für mehrere Stunden ins Unterholz – und das auch noch mit einem 24-Stunden-Blutdruckmessgerät am Körper.

Unter Bäumen Blutdruck messen

Schließlich sollte man über gesunde Blutdruckwerte nicht nur im Fernsehen klug schnacken, sondern auch gelegentlich mal schauen, ob man sich selbst noch im grünen Bereich befindet. Deshalb hatte ich diese Diagnostik mit meinem Hausarzt vereinbart – nicht im Traum ahnend, dass es nachmittags gleich zur potenziellen Blutdrucksenkungstherapie kommen würde.

Das Wetter war prächtig an dem Tag, und als ich verkabelt von der Arztpraxis zurück nach Hause kam, hatte mein Mann eine tolle Idee. Er hatte in der Zeitung gelesen, dass sich gerade Waldtherapeuten von überallher zur Fortbildung im Sachsenwald träfen und Interessierten an diesem Tag die Vorteile und Geheimnisse des Waldbadens näherbringen wollten. Ich hatte davon vorher schon gehört, war deshalb sofort neugierig und wollte das unbedingt mal selbst ausprobieren.

Waldbaden – in Japan eine anerkannte Heilmethode

Der Begriff »Waldbaden« geht auf das japanische *Shinrin Yoku* zurück, das 1982 vom japanischen Ministerium für Landwirtschaft und Forsten eingeführt wurde und wörtlich so viel heißt wie »Baden in der Luft des Waldes«. Die Japaner suchten damals nach einer Lösung gegen das überbordende Problem der Zivilisationskrankheiten Bluthochdruck, Herz-Kreislauf- und Immunerkrankungen. Parallel hatte sich unter der berühmt-berüchtigten japanischen Arbeitsmoral mit hohem Stundenpensum und noch höherem Leistungsdruck die Suizidrate bedrohlich erhöht. Man erkannte, dass dringender Handlungsbedarf gegen das stressige Leben in den japanischen Megacitys bestand. Die Menschen sollten wieder mehr Kontakt zur Natur haben.

> **»Die Natur ist ein sehr gutes Beruhigungsmittel.«**
>
> Anton Tschechow (1860–1904)

So wurde Waldbaden in Japan ein Teil der offiziellen Gesundheitsvorsorge und ist dort längst anerkannte Heilmethode. Ärzte und Ärztinnen schicken Menschen tatsächlich zur Prävention in den Wald. Mittlerweile gibt es 83 Waldheilungszentren, und die Effekte werden fortlaufend wissenschaftlich untersucht. 2012 richtete man sogar einen eigenen Forschungszweig für Waldmedizin an japanischen Universitäten ein.

Als Koryphäe gilt Qing Li, Professor für Umweltimmunologie an der Nippon Medical School in Tokio. Seine Arbeitsgruppe fand viele spannende Dinge heraus, zum Beispiel, dass ein Spaziergang im Wald im Vergleich zu einem gleich schnellen und gleich langen Spaziergang entlang einer Straße deutlich heilsamer sowohl fürs Herz-Kreislauf- als auch fürs Immunsystem ist. Nach Waldgängen zeigte sich, dass Blutdruck und Pulsrate gesunken waren und das Herz nachweislich entlastet war. Irgendwie logisch, finden Sie? Da haben Sie recht, aber reine Plausibilität reicht der Wissenschaft nicht. Sie muss alles mit Zahlen belegen.

Im Grünen steigen die Abwehrkräfte messbar

Die WissenschaftlerInnen erregten mit der Entdeckung Aufsehen, dass sich allein durch den schlichten Aufenthalt zwischen Bäumen und Pilzen, Dickicht und Lichtungen auch die Immunfunktion des Körpers klar verbesserte. Dabei entwickeln nämlich die natürlichen Killerzellen (NK-Zellen) eine unerwartete Power.

Die Zellen heißen tatsächlich ganz offiziell so. Sie sind ein enorm wichtiger Teil unserer unspezifischen Immunabwehr, sozusagen unser vorderster Schutzschild. NK-Zellen erkennen Krebszellen und von Viren infizierte körpereigene Zellen und sind in der Lage, sie unschädlich zu machen. Schon ein Tag im Wald kann ihre Menge im Blut um 40 Prozent und ihre Aktivität um 50 Prozent steigern. Die positiven Effekte konnte Qing Li teilweise noch bis zu 30 Tage nach dem Waldbesuch im Blut von ProbandInnen nachweisen. Allerdings war seine Waldmedizin hoch dosiert. Sie bestand aus täglich drei Stunden Aufenthalt im Grünen. Das kann natürlich nicht jeder im Alltag einrichten.

Mein Mann und ich an jenem Tag schon. Auch unsere Tour sollte drei Stunden dauern. Kurz vor 14 Uhr trafen wir Waldtherapeutin Kathrin am vereinbarten Ort und zogen mit sieben weiteren Interessierten los. Bis wir nach ein paar Hundert Metern ins dunkle Grün eintauchten, guckte ich noch einige Male aufs Handy, schrieb den Kindern noch schnell ein paar Nachrichten und nahm mir vor, sie während der einzelnen Etappen unseres Geländegangs immer auf dem Laufenden zu halten. So weit hatte sich bei mir also noch nichts verändert.

Zunächst bewegte sich unsere Gruppe im Schlendergang durch ein Waldstück mit riesigen Kiefern. Bäume, bei denen einem schwindelig wird, wenn man eine Weile nach oben in die Kronen guckt. Für die Augen ist das zwar sehr entspannend, aber ziemlich schnell fängt man an, genauso zu schwanken wie die Bäume im Wind. Alles kommt jedoch wieder ins Lot, sobald der Blick auf der

BÄUME SENKEN DAS KRANKHEITSRISIKO

Eine Studie aus Toronto in Kanada zeigt, dass dort, wo viele Bäume stehen, die Gefahr, an Diabetes, Bluthochdruck oder Herz-Kreislauf-Störungen zu erkranken, deutlich gesenkt war. Zehn Bäume mehr um einen Wohnblock, so errechneten die AutorInnen, würden den Gesundheitsstatus der Bewohner um bis zu sieben Jahre verjüngen.

Suche nach Halt unweigerlich nach unten gleitet und sich schließlich im warmen Braun und samtigen Grün von Waldboden und Moosinseln ausruhen kann.

Sehen, hören, riechen – Wald entstresst

Ausruhen. Das ist eigentlich das entscheidende Stichwort. Genauso habe ich es empfunden zwischen den festen, mal glatten, mal borkigen Stämmen, an denen, erstaunlicherweise immer unsichtbar, irgendwelche Spechte klopften; umgeben von Lichtreflexen durch Sonnenstrahlen und Schatten und eingehüllt von dem besonderen Waldduft, einer natürlichen Mixtur aus zahlreichen ätherischen Ölen. Hauptbestandteil dieser Öle sind Terpene, deren besondere Düfte Insekten anlocken oder Schädlinge abwehren.

Schon nach kurzer Recherche wird deutlich, was für ein unerschöpfliches und auch für uns Menschen wertvolles pharmazeutisches Reservoir diese Stoffe darstellen. Von vielen Terpenen ist längst erwiesen, dass sie antimikrobiell, antientzündlich, antiallergisch und antitumorös wirken. Etliche sind inzwischen auch gegen schwere Krankheiten wie Krebs und Malaria im Einsatz. 8000 Terpene wurden bislang beschrieben, 40 000 sind bekannt. Da wird also noch einiges kommen.

Aber klar ist jetzt schon: Viele Terpene tragen das Ihre dazu bei, dass uns ein ausgiebiger Waldspaziergang hilft, besser abzuschalten, den Blutdruck zu senken (ich war gespannt auf meine Werte) und die Stresshormone runterzufahren.

Mit Waldduft zu schlafen senkt Cortisol im Blut

In einem viel beachteten wissenschaftlichen Experiment wollte Japans oberster Waldmediziner Qing Li noch mehr wissen.

Er ließ zwei Gruppen in zwei verschiedenen Räumen übernachten. Ohne Wissen der Teilnehmenden wurden in den einen Raum über Nacht bestimmte waldtypische Terpene eingeleitet, in den anderen nicht. Am nächsten Morgen ging es zur Blutprobe. Ergebnis: Bei denen, die unter Dufteinwirkung geschlafen hatten, war die Konzentration der Killerzellen gestiegen, Blutdruck, Blutzucker und das Stresshormon Cortisol waren im Vergleich zum Vorabend und zur anderen Gruppe hingegen deutlich gesunken.

> **Und in den Wald gehe ich, um meinen Verstand zu verlieren und meine Seele zu finden.«**
>
> John Muir (1838–1914), schottisch-US-amerikanischer Naturforscher und Nationalparkgründer

Ich weiß, es wird langsam gedanklich etwas anstrengend, und vielleicht erwägen Sie gerade, mal eben eine kleine Pause einzulegen. Ob Sie das jetzt tun oder nicht, wird in diesem Moment in Ihrem Stirnhirn entschieden. Im präfrontalen Kortex. Hier sitzt die Regie Ihres Hirns, das Kontrollzentrum, das Handlungsoptionen abwägt, Pläne schmiedet, Impulse kontrolliert, alle Informationen bewertet und gegebenenfalls darüber ins Grübeln kommt.

Je nachdem, was anliegt, wird es im Stirnhirn oft mächtig stressig. Lassen Sie sich aber (auf) ein Waldbad ein, sei es auch nur ein kurzes Eintauchen über 20 oder 30 Minuten in grüner Umgebung, dann klingt der Stress in unserem Kontrollzentrum hinter der Stirn sofort nachweislich ab.

Und Sie müssen dazu nicht mal umherlaufen, es klappt auch dann, wenn Sie sich einfach nur auf einen Baumstumpf setzen und das Grün genießen. Das konnte MaryCarol Hunter von der US-amerikanischen University of Michigan nachweisen.

Das Reptilienhirn darf steuern

Ich persönlich finde am Waldbaden so toll, dass man durchs Unterholz geradezu schleicht. Denn der Weg ist das Ziel. Und zwar der langsam und mit Ruhe beschrittene. Eine Haltung, die mir grundsätzlich sehr liegt.

Meine Familie flippt immer aus, wenn wir zusammen auf einen Markt gehen, in eine Ausstellung oder ins Museum. Meistens bin ich erst eine Stunde nach den anderen fertig. Ich sehe mir eben

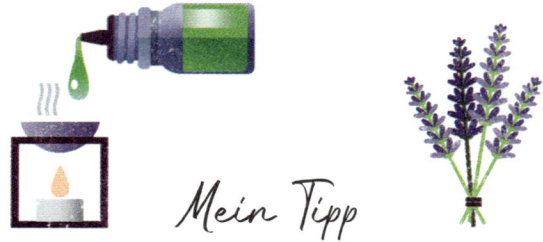

Mein Tipp

DEN DUFT DER NATUR INS HAUS HOLEN

Auch angesichts von Qing Lis raffinierter Studie mit der nächtlichen Beduftung empfehle ich zu Hause den Einsatz von guten ätherischen Ölen. Ich persönlich mache die besten Erfahrungen mit Lavendelduft in der Nacht und Fichtennadel- oder Weihrauchessenz am Tag. Die Öle gebe ich tropfenweise in eine Duftschale mit Wasser, die auf einem Stövchen steht. Der Lavendelduft kommt aus einem Leinensäckchen mit getrockneten Blüten, das an meinem Bett hängt und ein anhaltendes Aroma entfaltet, sobald es gedrückt wird.

Dinge, die mich interessieren, gerne gründlich an, sonst habe ich nichts davon.

Genau diese Achtsamkeit ist es, die auch beim Waldbaden im Mittelpunkt steht. Voll mein Ding! Deshalb wäre ich wohl komplett tiefenentspannt gewesen, wenn an dem Nachmittag im Sachsenwald nicht alle 15 Minuten unvermittelt mein Blutdruckmessgerät angesprungen wäre, um die Armmanschette aufzupumpen. Davon abgesehen dachte ich keine Sekunde mehr ans Handy und daran, hier und da ein Foto oder eine Nachricht zum Status quo zu verschicken. Ich fühlte mich in kurzer Zeit regelrecht umgepolt.

Kein Wunder: Zu Hause und am Arbeitsplatz ist täglich alles gleich. Luft, Licht, Temperatur, Umgebung. Körper und Geist erstarren in Routinen. Im Wald fröstelt man plötzlich, verfolgt mit dem Blick eine Feder, die durch die Luft gleitet, hört komische Geräusche, kommt beim Anstieg eines Weges aus der Puste und nimmt laufend neue, intensive Gerüche wahr. Wo balanciert man im Alltag schon mal über einen Baumstamm oder tänzelt in einem fließenden Bach von Stein zu Stein?

Das sind Momente, in denen endlich mal wieder unser Reptiliengehirn übernehmen darf – der Hirnstamm, entwicklungsgeschichtlich der älteste Teil unseres Gehirns und zuständig fürs blanke Überleben. Er leitet Atmung, Schlucken, Blutdruck und lässt uns instinkthaft reagieren.

Mikrokosmos im Bilderrahmen

Ich würde es so beschreiben: Waldbaden fühlt sich an, als würden Körper und Seele ständig frisch betupft. Verstehen Sie, was ich meine? Ein besonderer Moment war für mich, als Waldbademeisterin Kathrin jedem von uns ein blütenweißes Papp-Passepartout in die Hand drückte. Wir sollten es einfach mal irgendwo hinlegen, anhängen oder aufstellen und schauen, was es uns präsentiert und wie das wirkt.

Ich sage Ihnen, das war eine unglaubliche Erfahrung. Erst suchte ich minutenlang nach einem besonderen Motiv, dann merkte ich: Egal, wohin man den weißen Rahmen auch legt, es entsteht jedes Mal ein kleines Kunstwerk. Ein Mikrokosmos tut sich auf und bringt wahre Wunder zutage. So fällt ein halb abgenagter Tannenzapfen im Moosbett normalerweise nicht weiter auf. Ist er jedoch eingerahmt, entsteht ein kostbares Unikat.

Das war eine anrührende Entdeckung. Ähnlich wie die Aufgabe, etwas Weiches, etwas Hartes und etwas Schönes zu finden. Ich brauchte nicht lange und entschied mich für *all in one*: ein Stückchen harte Baumborke, die mit weichem Moos überwachsen war und wunderschön aussah.

> »Die Natur muss gefühlt werden.«
>
> Alexander von Humboldt (1769–1859), deutscher Naturforscher, in einem Brief an Johann Wolfgang von Goethe

Der kleine Schatz liegt auch jetzt noch, Monate nach dem Sachsenwaldbad, in Sichtweite auf meinem Schreibtisch. Er erinnert an die Achtsamkeit und die Ruhe, die man beim *Shinrin Yoku,* dem Waldbaden, erfährt.

Muss man Bäume umarmen?

Inzwischen werden fast überall in Deutschland Führungen angeboten. Dabei muss niemand Bäume umarmen, wie manch einer meint. Aber wenn man möchte, dann kann man das natürlich tun. Und wer einer selbst ausgewählten Buche etwas sagen möchte, dem könnte das tatsächlich guttun.

Ich glaube, der Wald bietet jedem das, was er braucht. Und wer sich gedanklich darauf einlässt und sich etwas vorbereitet, kann sich gut und gerne auch allein freischwimmen – ohne Gruppenführung. Nur ein Antizeckenmittel sollte man immer dabeihaben. Mein Mann musste nach der Veranstaltung auch zu Hause noch viel Achtsamkeit aufbringen, um sich einige dieser stechsaugenden Plagegeister wieder vom Leib zu schaffen.

Und mein Blutdruck …

Ach ja, dann war da noch meine 24-Stunden-Blutdruckmessung. Die ergab, dass alles in Ordnung ist. Mein Arzt stellte allerdings über einen gewissen Zeitraum auffallend niedrige Werte fest. Ob ich zwischen 14.30 und 17.30 Uhr meditiert hätte, war seine Frage. »Nö, nur spazieren gegangen«, so meine Antwort.

Vielleicht sollte ich zum Vergleich die Blutdruckmessung irgendwann mal unter den Bedingungen des Großstadtdschungels wiederholen. Aber ich schätze, wenn ich weiter regelmäßig im Wald bade, wird mir mein Blutdruck sowieso nie Probleme machen.

BILDER MIT BÄUMEN BERUHIGEN

Als Kind hatten wir in unserem Wohnzimmer eine prächtige Waldlichtung. Bildtapeten waren in den 1970ern en vogue, und mein Vater, der gerne sonntags mit uns in den Wald ging, war begeistert, dass wir das Grün auch während der Woche vor Augen hatten. Aus heutiger Sicht eine kluge Raumdeko, denn inzwischen weiß man – übrigens ebenfalls aus japanischen Studien –, dass selbst der bloße Anblick eines Bildes mit Bäumen und viel Grün eine wohltuende Wirkung auf uns hat. Der Effekt soll bereits nach 90 Sekunden eintreten.

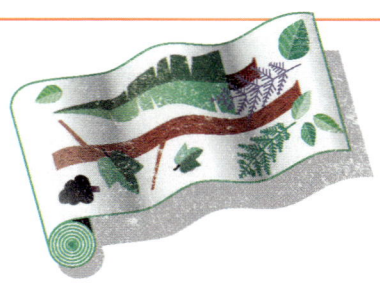

EXTRA-WALDBADETIPP

Thüringer Wald und Sächsische Schweiz

So fantastisch ich den Sachsenwald in meiner Nachbarschaft auch finde, es gibt noch zwei andere traumhafte Waldgebiete in Deutschland, in denen ich schon »gebadet« habe, lange bevor ich den Begriff »Waldbaden« überhaupt kannte. Das eine ist der Thüringer Wald. Ein Teil der Familie meines Mannes stammt aus der Gegend um Neuhaus am Rennweg, unmittelbar an Deutschlands bekanntestem und wohl längstem Höhenwanderweg, dem Rennsteig, auf dem es teilweise über 900 Meter hoch geht. Ich war noch zu DDR-Zeiten dort, als es fast immer nach verbrannter Braunkohle roch. Pilgerte man aber in den dunkelgrünen, geheimnisvoll rauschenden Wald, war die Luft schlagartig kristallklar und duftete würzig. Sinneseindrücke, die man nie vergisst.

Auch die Sächsische Schweiz hat es mir angetan. Das dramatisch schöne Elbsandsteingebirge südöstlich von Dresden ragt teilweise weit über 500 Meter imposant zerklüftet in die Höhe. Durch seine großzügige Bewaldung mit riesigen Fichten und Tannen, verspielten Birken und uralten Buchen ist es von märchenhafter Schönheit. Fürs Waldbaden wie gemacht. Vor Urzeiten war hier übrigens mal Meeresboden. Als wir vor ein paar Jahren dorthin fuhren, wollten wir eigentlich nur Wellness im Hotel genießen. Doch daraus wurde nichts. Als mein Mann und ich uns am ersten Tag nur mal ein bisschen »im Grünen« umgucken wollten, hatte uns der Wald sofort gepackt. Die mal sanfte und mal schroffe Landschaft, durch die wir von da an täglich pilgerten, war Wellness erster Klasse. Wir staunten über die Muße und Entspannung, die sich ganz im *Shinrin-Yoku*-Sinne ausbreitete, als wir im weichen Moos saßen, Greifvögel beim Gleitflug bestaunten, wilde Heidelbeeren schmeckten und geduldig Steine am Wegesrand so übereinanderlegten, dass ausbalancierte Türmchen entstanden. Mag kindisch wirken, trägt aber viel zum inneren Gleichgewicht bei.

LACH DICH FIT

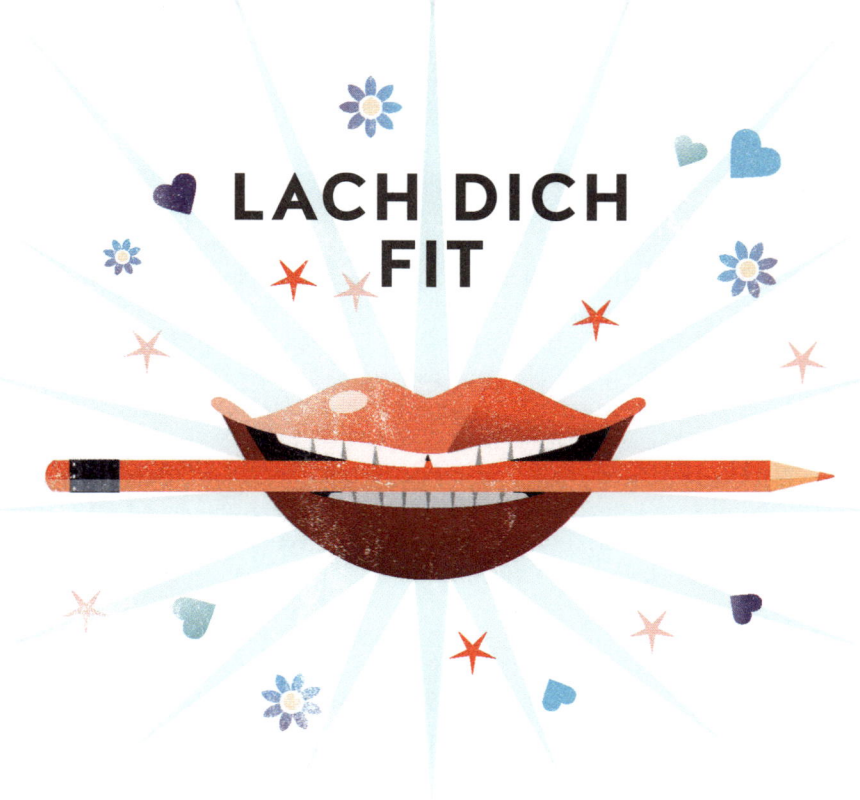

...mit dem Bleistifttrick

Ich weiß ja nicht, was Sie gegen schlechte Laune und für mehr Wohlbefinden tun. Aber falls Sie spontan keine Idee haben – mein Geheimtipp geht so: Einfach mal zwischendurch grinsen und gucken, was passiert. Man kann sich selbst positiv beeinflussen, und ich finde, der Effekt ist frappierend. Binnen drei Minuten ist meine Laune definitiv besser. Ich ahne Ihre Skepsis, aber dieser Tipp funktioniert, und man muss ihn einfach kennen.

Die Mimik, die wir zeigen, ist nämlich nicht nur Ausdruck unserer Emotionen, das Ganze funktioniert auch andersherum: Die

Emotionen folgen auch unserer Mimik. Die Facial-Feedback-Hypothese hat das gut untersucht. Kernaussage: »Ich lächle, also geht's mir gut.« Testen Sie das mal. Vielleicht sind Sie schon in wenigen Minuten deutlich besser drauf als jetzt. Und das, obwohl das Lächeln, das Sie aufsetzen, nur künstlich ist.

Wer es blöd findet, einfach so ins Blaue zu grinsen, der kann dazu ein »Werkzeug« benutzen. Das ist nach meiner Erfahrung sogar noch effektiver. Dafür muss man einfach einen Bleistift oder ein Essstäbchen waagerecht mit den Zähnen festhalten und streng darauf achten, dass die Lippen keine Berührung damit haben. So grinst man automatisch. Lachhaft, meinen Sie? Absolut und im wahrsten Sinn des Wortes. Wir können unsere Stimmung durch diesen Trick tatsächlich ein Stück weit selber steuern.

DIE FACIAL-FEEDBACK-HYPOTHESE

Zur Entstehung trug der berühmte britische Naturforscher und Entwickler der Evolutionstheorie Charles Darwin bei. Er war bereits 1872 davon überzeugt, dass die Intensität von Gefühlen stark durch den Gesichtsausdruck geformt wird. Mehr als 100 Jahre später wurde die Facial-Feedback-Hypothese von der deutschen Forschergruppe um den Psychologen Fritz Strack gestützt. Ihre Experimente zeigten, dass bereits die rein physische Muskelaktivität das emotionale Erleben beeinflussen kann.

Wie Gesichtsmuskeln und Emotionen zusammenhängen

Woher der rückkoppelnde Effekt kommt und was genau im Gehirn passiert, wenn wir unsere Lachmuskeln absichtlich bemühen, ist noch nicht bis ins Letzte erforscht, aber man geht davon aus, dass die Erfahrung der mit Lächeln und Lachen verbundenen Gesichtsmuskeln über Nervenwege eng mit der Erfahrung der dazugehörenden Emotionen verknüpft ist. Auch Studien legen diesen Zusammenhang nahe.

Als einer der Ersten untermauerte das 1988 der deutsche Sozialpsychologe Fritz Strack mit seinem Forscherteam. Er stellte fest, dass Versuchspersonen, die beim Anschauen eines humorvollen Films Essstäbchen zwischen den Zähnen gehalten und dadurch künstlich gelächelt hatten, den Film anschließend als deutlich lustiger beurteilten als Versuchspersonen mit spontanem Gesichtsausdruck. Das Grinsen hatte offenbar die gute Laune noch gepusht.

Interessant, aber kann das auch der Gesundheit nützen? Um das herauszufinden, ging man in einer Studie der University of Kansas nach derselben Methode vor: 169 Probanden mussten, ohne zu wissen, worum es ging, unter Zeitdruck Aufgaben am Computer lösen. Während die Teilnehmenden eine Hand in eiskaltes Wasser legen sollten, war mit der anderen ein rasender Stern auf einem Bildschirm zu verfolgen. Purer Stress also. Eine der drei Versuchsgruppen musste während des Tests wieder Essstäbchen zwischen den Zähnen halten. Bei allen drei Gruppen wurde durchgehend die Herzfrequenz gemessen. Ergebnis: Die Probanden, die mit Stäbchen zwischen den Zähnen »lächelnd« gearbeitet hatten, schnitten am entspanntesten ab und hatten durchgehend den niedrigsten Puls.

Das gibt doch zu denken, oder? Und es wirft die Frage auf, was wohl passiert, wenn man im nächsten nervigen Verkehrsstau einfach konsequent lächelt. Könnte sich gut anfühlen …

Glück gehabt …

Bei mir zu Hause hängen diverse Smileys an Wänden, Spiegeln und Türen. Sie erinnern mich im Laufe des Tages immer wieder daran, schnell mal zwischendurch die Mundwinkel zu heben. Und ich tue das tatsächlich, manchmal auch mit Bleistift zwischen den Beißern, und habe festgestellt, dass es mir guttut. Es macht mich schlagartig optimistischer, entspannter und einfach besser gelaunt. Wer mich in diesem Zustand antrifft, kann richtig Glück haben, so wie einmal die Jungs von unserer freiwilligen Feuerwehr, die sich bestimmt über die ungewöhnlich hohe Spende für die Gemeinschaftskasse gewundert haben, die ich – gerade den Bleistift aus dem Mund – grinsend und bester Stimmung an der Haustür habe springen lassen.

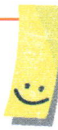

Mein Tipp
KEEP SMILING!

Kleben Sie sich, wie ich, jede Menge Smiley-Post-its an Spiegel, PC-Monitor, Kühlschrank und Haustür. Sowie die Mundwinkel hochgehen, fühlt man sich besser. Grinsen Sie beim Telefonieren. Das macht die Stimme sympathischer und Gespräche erfolgreicher. Und lächeln Sie an der Ampel doch mal den Menschen im Nachbarauto an oder denjenigen, der vor Ihnen über die Straße geht. Was dann passiert, ist immer spannend und die Reaktion oft erstaunlich.

Lächelnd zum Läuferhoch

»Keep Smiling« ist übrigens auch beim Sport sehr zu empfehlen. Schweizer PsychologInnen raten Menschen, die Ausdauersport machen, Uhr oder Handy beim Training so einzustellen, dass sie alle fünf Minuten daran erinnert werden, ein freundliches Gesicht aufzusetzen. Untersuchungen haben nämlich gezeigt, dass man lächelnd für dieselbe sportliche Leistung weniger Sauerstoff verbraucht als mit neutralem oder angestrengtem Gesichtsausdruck.

Und nicht nur das. Offenbar rufen die mit Lächeln verbundenen Emotionen einen Zustand der Entspannung hervor, der über die Laufökonomie hinaus noch mehr bewirkt. Er lässt einen die Anstrengung weniger wahrnehmen, den Puls in Regenerationsphasen rascher absinken und die Muskulatur schneller entspannen. Megainteressant, finde ich.

SO WIRKT LACHEN

1. Es vermindert das Schmerzempfinden,
2. ist ein Energiekick für unser Immunsystem,
3. belüftet die Lungen,
4. wirkt auf das Gehirn wie eine Sauerstoffdusche,
5. regt Stoffwechsel und Durchblutung an und
6. verbessert nach dem Essen die Blutzuckerwerte.

Wer lacht, lebt länger

Getoppt wird das Ganze in der Wirkung nur noch durch spontanes echtes Lachen. Die Gelotologie, die Lachforschung, weiß: Wer sich öfter richtig »krank« lacht, lebt gesünder.

Lee Berk, Neuroimmunologe an der kalifornischen Loma Linda University, fand bereits 2001 heraus, dass nach einem Lachanfall die Zirkulation verschiedener Immunsubstanzen im Körper für mehrere Stunden erhöht ist. Dazu gehören T-Lymphozyten, Natürliche Killerzellen, Antikörper der Immunglobulin-A-Klasse, aber auch

LACHEN ALS ATEMTHERAPIE

Eine Minute Lachen ist wie 45 Minuten Entspannungstraining oder drei Minuten Joggen. Bei heftigem Lachen atmen wir fast das gesamte Luftvolumen der Lunge stoßweise aus. Brustmuskeln und Zwerchfell sind aktiviert. Dadurch wird tiefer und länger eingeatmet. Durch den intensiven Gasaustausch in der Lunge reichert sich das Blut besonders gut mit Sauerstoff an. Mediziner schreiben dem Lachen atemtherapeutische Wirkung zu, denn der Gasaustausch ist beim Lachen drei- bis viermal so hoch wie im Ruhezustand.

Gamma-Interferon, das zur Bekämpfung von Virusinfektionen von den Zellen ausgeschüttet wird. Die Leibgarde unseres Abwehrsystems also. Sie ist offenbar auch von unserer Laune abhängig.

Spricht das alles am Ende auch für eine insgesamt lebensverlängernde Wirkung des Lachens? Davon sind viele überzeugt, aber die Forschung muss erst noch den Beweis liefern.

Solange halte ich es mit Eckart von Hirschhausen, Kabarettist und Arzt, der überzeugt ist, dass Humor heilen hilft. Im *Deutschen Ärzteblatt* lieferte er vor Jahren seinen persönlichen »Beweis«. Zitat: »Ein Kind lacht 400-mal am Tag, ein Erwachsener nur 20-mal, ein Toter gar nicht mehr. Ohne viel von Statistik zu verstehen: Die Tendenz ist eindeutig. Wer lacht, lebt länger.« Ich sehe das genauso.

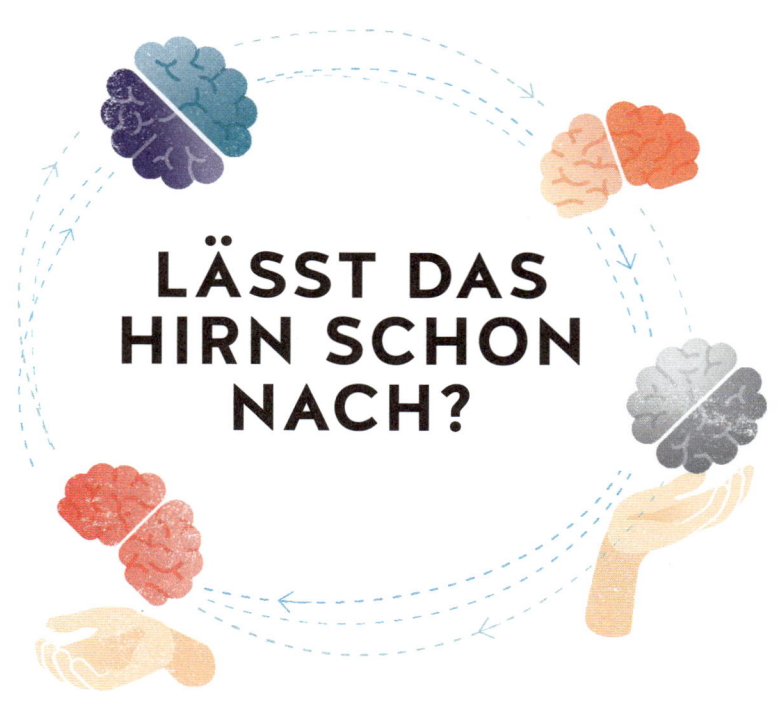

LÄSST DAS HIRN SCHON NACH?

Fehlermachen hilft dagegen

Dieser Tipp hilft gegen erste Anzeichen von Vergesslichkeit, bei Konzentrationsproblemen und dient dem Erhalt geistiger Frische. Er gehört zu meinen absoluten Favoriten.

So viel schon mal vorab: Wenn es Ihnen gelingt, dieses Kapitel konzentriert durchzulesen, dann haben sich in Ihrem Gehirn schon wieder etliche »Verdrahtungen« zusätzlich gebildet und Ihre geistige Fitness verbessert. Das Schöne ist: Der Tipp kostet nichts, man braucht keine Medikamente zu schlucken und man darf nicht nur, sondern man soll sogar Fehler machen!

Es ist Ihnen ein Rätsel, worauf ich hinauswill? Gut so. Raten Sie ruhig erst, bevor Sie weiterlesen. Das ist schon mal die halbe Miete, und auch wenn Sie mit Ihren Annahmen nachher falschliegen, ist alles bestens. Genau so soll es sein.

Ich weiß, es klingt fast zu schön, um wahr zu sein, aber tatsächlich kann unser Oberstübchen – sofern keine krankhafte Störung vorliegt – jederzeit mit wirklich einfachen Mitteln auf Trab gebracht werden. Dabei geht es weder um das perfekte Erlernen einer Fremdsprache noch um das tägliche Kreuzworträtsel oder ein paar Tropfen Ginkgoextrakt zur Durchblutungsförderung. Rasche Auffassungsgabe, Konzentrations- und Merkfähigkeit brauchen anderen Dünger, um sich zu verbessern. Und dieser Dünger besteht im Wesentlichen aus folgender Formel:»Unternehmen Sie Neues gemeinsam mit anderen möglichst in Bewegung, und machen Sie Fehler!« Dahinter stecken Erkenntnisse der aktuellen Hirn- und Lernforschung, die echt spannend, im Alltag gut umsetzbar und erstaunlich gewinnbringend sind. Es ist allerdings wie so oft: Die meisten Menschen wissen nichts davon.

Das Gehirnpotenzial: Ein Mythos wird gekippt

Viele denken nach wie vor, dass wir mit nur 10 bis 15 Prozent unserer Gehirnzellen arbeiten. Der riesige Rest sei ungenutztes Potenzial. Nicht enttäuscht sein, aber so ist es nicht.

Hirnforscherinnen und -forscher erklären das ganz logisch: Infolge einer Schädigung oder Verletzung des Gehirns treten immer irgendwelche Einschränkungen oder Ausfälle auf. Es müssen also alle betroffenen Hirnregionen vorher auch für irgendetwas gut gewesen sein und Aufgaben gehabt haben. Zwar können etliche Funktionen, wenn sie beeinträchtigt sind, teilweise von anderen Bereichen mit übernommen werden, aber die Vorstellung, man könnte vielleicht, wenn alle Nervenstricke reißen, irgendwann einmal mit einer tollen Methode auf ein Riesenarsenal von ungenutzten,

➡ *Übrigens* … ist unser Gehirn ein Energiefresser. Mit ungefähr 1,4 Kilogramm Gewicht macht es zwar nur etwa 2 Prozent unserer Körpermasse aus, benötigt aber bis zu 20 Prozent der gesamten Energie, die unser Körper täglich braucht – von 2000 Kilokalorien also immerhin 400.

frischen Hirnzellen zurückgreifen und geistig wieder fitter werden, können wir vergessen.

Stand der Dinge ist: Alles, was wir an Nervenzellen besitzen, wird auch benutzt. Und das sind 86 Milliarden Neuronen. So heißen Nervenzellen im Fachdeutsch. Lange schätzte man ihre Zahl sogar auf 100 Milliarden. Das ist auch immer noch in vielen Artikeln zu lesen, doch die brasilianische Neurowissenschaftlerin Suzana Herculano-Houzel von der Universität Rio de Janeiro hat mit einer speziellen Methode genau nachgezählt, und so wurde die tatsächliche Zahl 2009 offiziell um 14 Milliarden nach unten präzisiert.

Milliarden Nervenzellen arbeiten in Teams

Trotzdem eine ganze Menge, oder? Aber ob wir damit in der Lage sind, brillant zu denken oder eher schlicht, ob wir für unser Alter geistig voll auf der Höhe sind oder schon etwas abbauen, hängt vor allem davon ab, ob dieser unglaubliche Neuronentrupp im Oberstübchen auf Zack ist und wie effizient er im Team arbeitet.

Während ich gerade nachdenke und das hier schreibe, ist nämlich nicht ein bestimmter »Schreibteil« meines Hirns aktiv, sondern viele, auch weit voneinander entfernt liegende Bereiche tragen gemeinsam mit Erfahrungs- und Faktenwissen, Assoziation und kreativen Ideen zu meinen Ergüssen bei. Kognitive Prozesse, also zum Beispiel Denken, Lernen, Erinnern, Planen, Kreativsein, werden durch bestimmte Aktivitätsmuster von miteinander verknüpften Nervenzellen ermöglicht.

Ich stelle mir die Arbeit unseres Gehirns bildlich immer so vor, dass bei jedem gefassten Gedanken die beteiligten Strukturen aufleuchten. Uns geht ein Licht auf. Und je ausgeprägter das Leuchtspektakel, desto besser läuft's auch beim Schreiben. Aber vielleicht hat mich auch der gemeine Spruch, jemand sei »keine große Leuchte«, zu dieser Vorstellung gebracht.

> »Das menschliche Gehirn ist eine großartige Sache. Es funktioniert vom Augenblick der Geburt an – bis zu dem Moment, in dem man aufsteht, um eine Rede zu halten.«
>
> Mark Twain, US-amerikanischer Schriftsteller

Die Sensation: Das Hirn kann auch im Alter noch wachsen

Manchmal weiß man einfach nicht, woher die Bilder im Kopf so kommen. Unser Gehirn überrascht uns immer wieder. Eine Riesenüberraschung war auch, als die neurobiologische Grundlagenforschung vor einigen Jahren beweisen konnte, dass selbst die Gehirne von älteren Menschen noch wachsen können.

Über Jahrzehnte war sich die Wissenschaft sicher gewesen: Wenn unser Gehirn mit Anfang 20 ausgereift ist, bleibt es zeitlebens gleich oder wird höchstens kleiner. Neue Nervenzellen, so die feste Überzeugung, könnten nicht gebildet werden. Doch ein einfaches Experiment bewies das Gegenteil. Die Fachwelt war beeindruckt, und der Neurowissenschaftler Prof. Arne May geriet schier aus dem Häuschen, als er über die beispiellosen Ergebnisse seiner Hamburger Studie in unserer Sendung berichtete.

44 Männer und Frauen im Alter von 50 bis 67 Jahren übten über drei Monate täglich mindestens fünf Minuten lang, mit drei Bällen zu jonglieren. Ihre Gehirne wurden parallel per Kernspintomografie untersucht – zu Beginn, nach dreimonatigem Training und dann noch einmal nach drei Monaten Trainingspause. Das Ergebnis: Bei den fleißig Jonglierenden zeigten sich drei wichtige

Areale vergrößert: die graue Hirnsubstanz, wo wir Bewegung im Raum wahrnehmen, der Hippocampus, der für das Lernen eine große Rolle spielt und wo sich, wie man inzwischen weiß, zeitlebens neue Nervenzellen bilden können, sowie der Nucleus accumbens, der zum Belohnungssystem gehört und uns durch Erzeugung von Glücksgefühlen in bestimmten Verhaltensmustern bestärkt.

Die Forschenden waren begeistert. Wenn schon eine relativ simple Aufgabe wie Bällewerfen und -fangen zu derartigen Veränderungen im Gehirn führt, was muss dann erst bei viel komplexeren Aktivitäten, zum Beispiel beim Erlernen eines Musikinstruments oder einer neuen Sprache, im Kopf alles Positives geschehen!

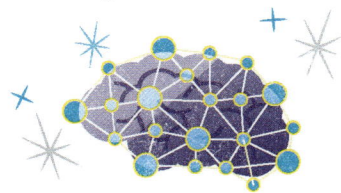

i

LERNEN PASSIERT AN DEN SYNAPSEN

Wie gut wir lernen, hängt von unseren Synapsen ab. Das sind die Kontaktstellen, an denen Neurone miteinander in Verbindung stehen. Beim Üben wird ein und dieselbe Kontaktstelle wiederholt aktiviert. Normalerweise wird hier nicht jeder einlaufende Impuls an die nächste Zelle weitergegeben. Üben wir aber intensiv, erhöht sich die Übertragungsrate deutlich. Und sie wird auch immer effektiver. Denn zusätzliche Rezeptoren und Botenstoffe tauchen plötzlich auf, die die Impulsweitergabe von Nervenzelle zu Nervenzelle noch verstärken. Wir bemerken den Lernerfolg, und der wird aufgrund der biochemischen Vorgänge sogar zunehmend größer. Etwas auswendig zu lernen ist deshalb am Anfang oft schwer und fällt mit der Zeit leichter.

Wie Muskulatur, die laufend Training braucht

Übrigens: Nach der Trainingspause der JonglierprobandInnen war der Zuwachs der grauen Substanz wieder komplett verschwunden. Und auch das passt ins Bild der sensationellen Erkenntnisse: Unser Gehirn ist trainierbar wie ein Muskelapparat. Was man übt und fördert, das wächst und wird stärker. Was man sein lässt, verkümmert und kann ganz verschwinden. Das gilt gleichermaßen für Muskeln und Gehirn auch im Alter. Doch während nach wochenlangem Gips der Muskelschwund an einem Bein deutlich sichtbar ist, ist der Abbau von Hirnzellen nach außen unsichtbar.

Sie können mir glauben: Keine zwei Tage nach der Sendung hatte ich Jonglierbälle angeschafft, und schicke bunte Jonglierkeulen, wie sie im Zirkus durch die Luft fliegen, habe ich mir auch geholt. Beim Üben ist einiges zu Bruch gegangen, und ich muss gestehen, dass ich es bis heute nicht geschafft habe, drei Bälle oder auch nur zwei der Keulen gleichzeitig in der Luft zu halten.

Fehlversuche tun gut

Bestimmt wäre ich manches Mal weniger frustriert gewesen, wenn ich damals schon etwas von *Life Kinetik®* gewusst hätte, dem ungewöhnlichen Hirntraining mit viel Bewegung, bei dem jeder Fehler auch ein Erfolg ist. Doch dazu gleich mehr. Fürs Jonglieren bin ich jedenfalls wohl schlichtweg zu untalentiert. Tanzen geht bei mir besser. Und im Hinblick auf Gedächtnisleistung gehört das Bewegen nach Musik wahrscheinlich sogar zu den effektivsten Aktivitäten, sagt Hirnforscher Prof. Martin Korte.

Ihm habe ich einen ungewöhnlich aufregenden Moment vor der Kamera zu verdanken. Ich bin selten nervös, aber als ich mit dem Neurobiologen in der Sendung spontan und live ein paar Takte Foxtrott aufs Studioparkett legen sollte, stand ich echt unter Strom. Der Überraschungseffekt, das Scheinwerferlicht, ein Tanzpartner, mit dem ich die Schritte vorher nicht üben konnte, und dann zu wissen, dass gut eine Million Leute zuschauen – das war nicht ohne. Aus Sicht des Wissenschaftlers war es jedoch der optimale Frischekick, und zwar nicht nur für den Kopf.

Tanzen senkt das Demenzrisiko

Während Vokabellernen und Kreuzworträtseln ganz bestimmte Fertigkeiten übt und nur die entsprechenden Hirnareale fitter macht, verbessert sich die allgemeine Gedächtnisfitness dadurch kaum, sagen ExpertInnen. Anders beim Tanzen. Die rhythmische Bewegung fordert Körper und Geist ganzheitlich. Musik wahrnehmen, in Bewegung umsetzen, den Partner beachten, Gleichgewicht halten, an die

> »Unser Gehirn lernt immer. Es tut nichts lieber und kann gar nicht anders! Ein Leben lang.«
>
> Manfred Spitzer, Psychiater und Neurowissenschaftler

Schrittfolge denken und dann noch versuchen, dem anderen nicht auf die Füße zu treten, das ist eine komplexe Angelegenheit, bei der sich nach aktuellen Erkenntnissen der Bewegungssinn mit Gedächtnisfunktionen wie Sprache, Lernen und Emotion verbindet.

Das Ergebnis einer Langzeitstudie mit Senioren am Albert Einstein College of Medicine in New York wundert da wenig. Demnach senkt regelmäßiges Tanzen die Wahrscheinlichkeit, an Demenz zu erkranken, um 76 Prozent. Deutlich mehr als Kreuzworträtseln (47 Prozent) oder Lesen (35 Prozent).

Neuronen im »Autobahnmodus«

Fremdsprachen lernen, Musizieren oder sich im fortgeschrittenen Alter erstmals mit Smartphone und Computer auseinandersetzen – all das zwingt unsere Nervenzellen dazu, sich miteinander zu verbinden, um gemeinsam mehr zu leisten. Das ist entscheidend für unsere geistige Fitness. Um den Vorteil von möglichst vielen Verbindungen im Gehirn besser verdeutlichen zu können, vergleiche ich das Neuronennetz gern mit unserem Autobahnnetz. Über das eine Netz sausen Informationen in Form elektrischer Impulse, über das andere rasen Autos, leider noch viel zu selten elektrisch betrieben. Fahren wir nun per Pkw über diese Autobahnen, kommen wir durchaus von Nord nach Süd und von Ost nach West. Auch große Städte werden erreicht. Die unendlich vielfältigen Möglichkeiten dazwischen, die beschaulichen Kleinstädte und Dörfer, beeindruckenden Berge, Wälder und Seen bleiben jedoch unerreichbar, wenn direkte Abfahrten und Verbindungsstrecken dorthin fehlen.

Bezogen auf das Gehirn heißt das vereinfacht: Bleiben wir täglich in denselben Bahnen und tun nur das, was wir immer tun, weil es bekannt, bequem und sicher ist, dann nutzen wir stets dieselben Nervenzellen, aber verschenken das unendliche Potenzial, das in ihren möglichen Verknüpfungen steckt. Erst wenn wir intensiv gefordert werden, zum Beispiel bei einem Waldbad ohne Kompass und Google Maps, in einer spannenden Diskussion mit anderen oder bei einer Steuererklärung, bei der uns der Kopf »qualmt«, vernetzen sich Nervenzellen über Synapsen, weil sie gemeinsam mehr Leistung bringen. »Es gibt wohl kaum etwas, das besser vor Demenz schützen kann, als sein Gehirn möglichst viel zu benutzen«, sagt der Mediziner und Neurowissenschaftler Prof. Gerd Kempermann.

Das Gehirn zur Dauerbaustelle machen

Auf unseren Autobahnen hassen wir Dauerbaustellen, aber im Kopf sollten wir sie pflegen und für ständigen Auf- und Umbau von Verbindungsstrecken sorgen – im Alltag zum Beispiel durch kleine Herausforderungen, wie …

1. die Zeitung umdrehen und Texte über Kopf lesen,
2. im Ehebett mal die Seiten wechseln,
3. als Rechtshänder Dinge auch mit links machen
   und umgekehrt.

Solche Aktionen sind der Einstieg in den Ausstieg aus der täglichen Routine und erfrischen das Gehirn.

Natürlich probiere ich diese Gags auch selbst im Alltag und versuche, jeden Tag etwas Neues zu machen. Einen Text verkehrt herum zu lesen finde ich übrigens echt mühsam, vor allem, wenn die Schrift sehr klein ist. Aber es ist erstaunlich, dass ich mir die über Kopf gelesenen Artikel viel besser merken kann. Woran das liegt? Keine Ahnung, muss ich noch mal drüber nachdenken …

Das Zauberwort heißt »lernen«

Lernen kann unser Gehirn lebenslang formen. Was macht man als Kind, wenn man unbedingt Fahrrad fahren möchte? Man lernt es. Was tun wir vor der Führerscheinprüfung, wenn es mit dem Rückwärtseinparken noch nicht klappt? Wir üben. Oder später: ein neues Hüftgelenk. Nach der OP muss man intensiv trainieren, um wieder richtig laufen zu lernen. Das ist alles selbstverständlich, denn wir wissen: Von nichts kommt nichts.

Doch mal ehrlich: Was passiert, wenn wir immer öfter Namen vergessen, wenn es mit der Konzentration hakt, wenn wir merklich langsamer denken als früher? Starten wir dann sofort mit einem Trainingsprogramm für die grauen Zellen? In der Regel nicht. Zu anstrengend, bringt vielleicht sowieso nichts, mal sehen – eventuell morgen … Klar, im fortgeschrittenen Alter zu lernen dauert länger und verlangt oft Durchhaltevermögen. Siehe meine Jonglierversuche. Aber das ist auch kein Wunder, denn unser Gehirn muss die neuen Infos ja immerhin in den enormen autobiografischen Datensatz einordnen, den man nun mal im Laufe der Jahrzehnte erworben hat. Und das dauert. Gut Ding will bekanntlich Weile haben. Aber irgendwann klappt es. Vorausgesetzt, wir wollen es, sind neugierig und bleiben motiviert.

> »Nur der kann lernen, der an Veränderungen glaubt und sich die auch zutraut. Unser Gehirn skaliert seine Leistungsfähigkeit auch an dem, was von ihm erwartet wird.«
>
> Martin Korte,
> Neurobiologe

Motivation zündet den Turbolader zum Lernen

Wenn Ihnen ein Professor sagt, Tanzen halte geistig fit, aber Sie haben keinen Spaß daran, dann werden Sie es nur schwer oder gar nicht erlernen. Das ist auch nicht schlimm, denn es gibt ja noch viele tolle Alternativen. Egal, ob man mit anderen zum Minigolf geht, ein Fahrsicherheitstraining absolviert oder sich zum ersten Mal in einen Klettergarten traut: Entscheidend ist, dass man neugierig ist auf die Sache.

Zusammen mit Motivation ist Neugierde die wichtigste Triebfeder, um einen wahren Turbolader fürs Lernen zu starten: die Ausschüttung des Botenstoffs Dopamin im Gehirn. Er verbessert die Konzentration und hilft, neue Informationen dauerhafter zu speichern. Haben wir einen Lernerfolg – merken zum Beispiel beim Schach, dass uns ein guter Zug gelungen ist –, dann treten weitere biochemische Helfer aus unserem Belohnungssystem auf den Plan: Die hirneigene Drogenapotheke Nucleus accumbens öffnet ihre Tore und pusht uns mit opium- und morphinähnlichen Substanzen. Ein Doping für Selbstvertrauen und weitere Lernerfolge.

Übrigens: Je unvorhersehbarer der Erfolg, desto krasser die Glücksgefühle. Vielleicht haben Sie auch schon mal als »blutiger Anfänger« bei Spiel oder Sport völlig überraschend die »alten Hasen« besiegt. In solchen Momenten ist man wie im Rausch, empfindet regelrechte Euphorie. Die Sucht nach dem nächsten Kick motiviert zum Weitermachen, Weiterlernen. Spannend, mit welchen Tricks das Gehirn uns bei der Stange hält.

Dauerstress hemmt das Gehirn, Multitasking auch

Neben all dem, was unsere geistige Fitness fördert, gibt es Dinge, die wir meiden sollten, weil sie dem Gedächtnis nicht guttun oder es sogar beeinträchtigen. So spielt vermutlich Übergewicht auch für das Gehirn eine negative Rolle. Fettzellen verursachen bekanntermaßen Entzündungen im Körper. Nach neuesten Studienergebnis-

AUCH OXYTOCIN MACHT GEISTIG FIT

Der Vorteil, den es hat, mit anderen Menschen gemeinsam Neues zu lernen, beruht übrigens auch auf reiner Chemie. In sozialen Situationen, in denen wir uns gut aufgehoben und sicher fühlen, wird im Gehirn Oxytocin ausgeschüttet, das sogenannte Kuschelhormon. Es macht uns empathischer und hat günstigerweise auch eine positive Wirkung auf die Synapsen und damit auf das Lernen. Oxytocin macht die Kontaktstellen zwischen den Neuronen flexibler, wodurch neue Informationen schneller und besser abgespeichert werden. Doppelkopf spielen in lustiger Runde hält unser Hirn daher besser fit, als einsam Kreuzworträtsel zu lösen.

---

sen wird eine chronische Entzündung sogar für das Voranschreiten der Alzheimerdemenz mitverantwortlich gemacht.

Auch Dauerstress mindert die Geisteskraft. Neuronen geben Informationen unter Stress nur schwer weiter. Neues zu lernen, geistig fit zu bleiben wird somit schwierig. Und schließlich ist auch Multitasking eine Angewohnheit, die nicht unbedingt guttut. Gerade wir Frauen rühmen uns ja gerne, mehrere Dinge gleichzeitig erledigen zu können. Wenn wir ehrlich sind, macht uns dieses Vorgehen aber langsamer, denn auch der Supercomputer im Kopf kann mit seinen Billionen von Verschaltungen stets nur einen Befehl nach dem anderen abarbeiten. Und weil die Konzentration auf das Wesentliche beim schnellen Hin- und Herwechseln zwischen verschiedenen Aufgaben schwerfällt, kommt es zu Fehlern. Bei mir zumindest ist es oft so: Während ich mit dem Handy am Ohr schnell zum Briefkasten gehe, nebenbei noch eben einen Blumentopf begieße, brennt die Milch auf dem Herd wieder mal an …

Auch Fehlermachen hält geistig frisch

Nobody is perfect. Ich hatte ja schon gestanden, dass ich im Jonglieren nicht gut bin, und ich gebe zu, dass ich mir auch bei Fremdsprachen mehr Talent wünschen würde. Zwar bereite ich mich vor jeder Reise ins Ausland gewissenhaft mit einem Grundwortschatz inklusive Floskeln und Redewendungen vor, aber schon wenige Wochen später ist davon kaum noch etwas abrufbar. Und wenn wir schon beim Outen sind: Auch beim Erlernen des Klavierspiels, meinem Kindheitstraum, habe ich es bis heute nicht über das Anfängerstadium hinausgeschafft.

Doch all diese Erfahrungen entmutigen mich nicht. Ich mache natürlich weiter, denn auch Üben, Testen und Ausprobieren machen mir reichlich Spaß. Und erfreulicherweise bringt auch schon der bloße Versuch, etwas zu schaffen, unser Gehirn weiter. Selbst wenn es nicht klappt, selbst wenn man Fehler macht: Das Gehirn gewinnt immer. Das erklärt sich aus dem nach meiner Ansicht genialen Bewegungstraining *Life Kinetik®,* entwickelt von dem Diplom-Sportlehrer Horst Lutz. Dabei gilt das Motto: »Bewegung macht Hirn.« Das Prinzip ist »Lernen durch Abwechslung« und nicht wie üblich »Lernen durch Wiederholung«.

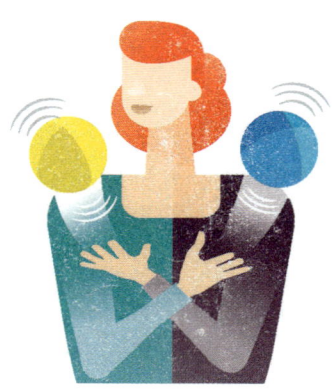

Life Kinetik®: Lernen durch Abwechslung und nicht durch Üben

Ungewohnte Bewegungsaufgaben werden bei *Life Kinetik®* mit kognitiven Herausforderungen kombiniert. Ein Beispiel: Man hat in jeder Hand einen kleinen Ball, wirft beide parallel nach oben, überkreuzt dann die Unterarme und fängt die Bälle mit der jeweils anderen Hand wieder auf. Vermeintlich einfach, aber dennoch komplex, denn dafür müssen beide Hirnhälften gut zusammenarbeiten.

Solche Übungen gibt es unzählige. Und das wirklich Besondere daran ist: Man macht keine Übung so lange, bis man sie kann. Denn nur solange man sich an der Aufgabe abarbeitet, immer wieder Fehler macht, muss sich unser Gehirn anstrengen. Deshalb: Wenn drei von zehn Versuchen klappen, kommt schon die nächste Übung und damit die nächste Herausforderung für unsere grauen Zellen. Schnelles, immer wieder flexibles Handeln ist angesagt, wodurch die permanente Bildung weiterer Synapsen angeregt wird.

Übt man zusammen mit mehreren Leuten, macht das besonders viel Spaß, und im Verbund mit den garantierten Erfolgserlebnissen strömt Dopamin in großen Mengen. Sie wissen: der Turbolader fürs Lernen.

Übrigens ... setzen auch Profisportler und Fußballtrainer wie Jürgen Klopp auf dieses Hirntraining durch Bewegung. Warum wir also nicht auch? Machen Sie einfach mal in geselliger Runde ein paar dieser Übungen. Sie sind im Internet ganz leicht zu finden. Ich garantiere Ihnen: Nach dem zehnten Versuch fühlen Sie sich frischer im Kopf und besser gelaunt. Auch wenn es Fehlversuche waren.

HEILEN MIT NICHTS?

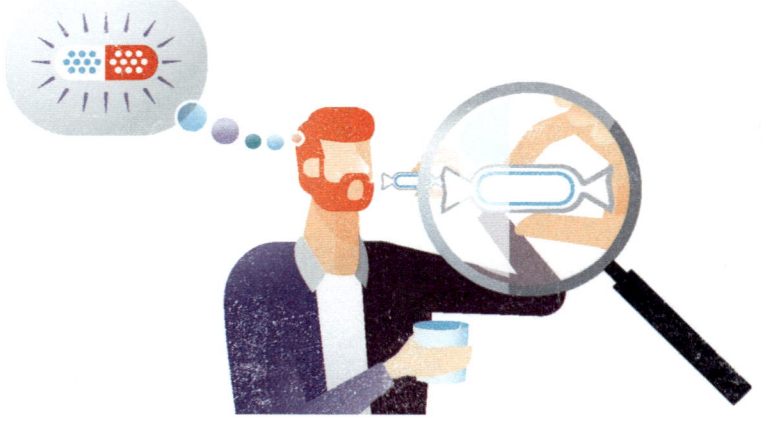

Placebos und Gedankenpower

Wenn es in der Sendung um Schmerzen und ihre Behandlung geht, dann zeigt sich immer wieder, dass es noch zahlreiche Defizite auf diesem Gebiet gibt. Viele Menschen leiden mehr als nötig, zum Beispiel unter chronischen Schmerzen im Rücken, an Gelenken, infolge von Operationen oder ausgelöst durch quälende Reizdarmbeschwerden. Dabei gibt es eine Stellschraube, an der wir als Erkrankte ebenso wie Ärzte und Ärztinnen relativ leicht drehen und damit erheblich mehr Wirksamkeit aus Schmerzmitteln herausholen können.

In diesem Tipp erfahren Sie, was das eigentliche Geheimnis einer erfolgreichen Behandlung ist und wie es gelingt, dass die verordnete Therapie, inklusive Medikamente, eine bestmögliche Wirkung entfaltet. Und es dreht sich nicht nur um Medikamente gegen Schmerzen. Das Prinzip, um das es geht, gilt genauso für Mittel gegen andere Beschwerden – zum Beispiel gegen Asthma oder Rheuma. Im Optimalfall lassen sich die Medikamente langfristig sogar einsparen.

Das Geheimnis der Wirksamkeit

Der entscheidende Punkt ist: Wie gut ein Arzneimittel wirkt, hängt nicht nur von seinen puren Inhaltsstoffen ab, sondern sehr stark auch davon, welche Erwartung wir haben, wenn wir es einnehmen. Ähnliches gilt für die Regeneration nach einer Operation oder einem Ereignis wie dem Herzinfarkt. Unsere innere Einstellung bestimmt mit darüber, wie schnell wir uns wieder besser fühlen. Deshalb ist dieser Tipp auch ein bisschen »Kopfsache«, und man muss sich auf ihn einlassen, muss sich selbst eine Chance geben. Aber Sie schaffen das, davon werde ich Sie gleich überzeugen.

Ziel ist es, das enorme Potenzial zur Selbstbehandlung, das in uns allen steckt, bewusst einzusetzen. Ich spreche absichtlich nicht von Selbstheilung. Heilung ist in vielen Fällen nicht möglich, wohl aber fast immer eine Verbesserung der Behandlung und damit eine Verringerung der Beschwerden.

Ich finde es immer wieder erstaunlich, wie viel im Körper allein durch unsere Gedanken passiert. Bei der Erinnerung an einen verstorbenen lieben Menschen kann das Herz einen Schlag aussetzen und ein geradezu schmerzhaftes Gefühl entstehen. Empfindet man etwas als peinlich, läuft man gegen den eigenen Willen rot an. Und schon ein kurzer Gedanke an einen unangenehmen Termin setzt Adrenalin frei, erhöht den Blutdruck und kann einen den Schweiß ausbrechen lassen. Ob man will oder nicht.

Auch Gedanken bestimmen über die Gesundheit

Fast alle unsere Körpervorgänge werden durch positive oder negative Gedanken beeinflusst – der Kreislauf, die Hormonproduktion, sogar das Immunsystem. Kognitive, also gedankliche Prozesse entscheiden mit über unser Befinden und damit auch über unsere Gesundheit. Wem das klar ist und wer dazu noch ein oder zwei Fallstricke, die im Alltag lauern, überspringt, dem kann es schon sehr bald viel besser gehen. Am Ende staunen Sie vielleicht über sich selbst. So wie Susanne, über deren beeindruckende Geschichte wir in meiner Sendung berichten durften.

> »Die Erwartungen der Patienten haben einen starken Einfluss auf die Wirksamkeit einer Therapie und damit auch wesentlich auf den Verlauf einer Erkrankung«.
>
> Winfried Rief, Psychologe, Universität Marburg

Susanne ist Chefsekretärin und litt schon seit Langem unter chronischen Rückenschmerzen. Täglich schluckte sie mindestens drei grenzwertig hoch dosierte Ibuprofentabletten, manchmal auch zusätzlich noch Novalgin. Das half trotzdem nur mehr schlecht als recht.

Typisch, denn anders als bei akuten Schmerzen schlagen die klassischen Mittel bei chronischen Schmerzen kaum an. Der Schmerz hat sich verselbstständigt. Er sitzt nicht mehr hauptsächlich im Rücken, wo vielleicht ursprünglich mal ein Nerv eingeklemmt war und wehgetan hat, sondern mittlerweile ist die Psyche als Schmerztreiberin im Spiel, und die lässt sich durch Ibuprofen nicht mal eben ausschalten. Wohl aber, wie sich herausstellte, durch den Placeboeffekt.

Zuckerpillen sollen helfen

Placebos sehen aus wie echte Arzneimittel, enthalten aber keinen Wirkstoff, sondern nur Milchzucker und Stärke. Dass diese Zuckerpillen trotzdem beachtliche Wirkung zeigen können, ist nur mit der erstaunlichen Macht unserer Gedanken zu erklären. Gerade

SALZLÖSUNG STATT MORPHIUM

Die Überlieferung eines beeindruckenden Placeboeffektes geht auf den amerikanischen Narkosearzt Henry Beecher zurück. Als ihm im Zweiten Weltkrieg im Feldlazarett in Italien das Morphium ausging, spritzte er Schwerverwundeten in seiner Not Kochsalzlösung und stellte fest, dass auch damit die Schmerzen gelindert wurden. Beecher war selbst überrascht und forschte an diesem Phänomen später weiter.

Schmerzpatienten, denen man solche Scheinmedikamente gibt und die man im Glauben lässt, es seien besonders wirkungsvolle Mittel, geht es anschließend oft frappierend besser. Daher auch die lateinische Bezeichnung *Placebo:* »Ich werde gefallen.«

Lange dachte die Medizinwelt, dass Scheinmedikamente nur dann wirken, wenn die PatientInnen nicht wissen, dass sie sie bekommen. Doch es geht auch anders. Das zeigte sich im Fall unserer von Rückenschmerzen geplagten Patientin Susanne. Im Rahmen einer Studie der Uniklinik Essen mit 127 ProbandInnen gehörte sie zu der Gruppe, die Placebopräparate erhielt und das auch genau wusste. Ihr und 66 weiteren Teilnehmerinnen und Teilnehmern wurde von Anfang an klipp und klar gesagt, dass die Kapseln, die sie drei Wochen lang einnehmen sollten, reine Scheinmedikamente seien und keinerlei Wirkstoff enthielten. Kein Wunder, dass Susanne nicht an einen Effekt glauben mochte. Was sollten die Zuckerpillen schon bringen? Aber schlimmer konnte es mit den Schmerzen schließlich kaum noch werden. Zur Vorbereitung zeigte man ihr einen Fernsehspot, in dem ein Moderator über die Vorzüge des Placebopräparates sprach und eine Patientin euphorisch von der enorm positiven Wirkung schwärmte, die die Scheinpillen bei ihr gehabt hätten. Und dann begann der Versuch.

Klappt das Experiment?

Susanne startete am nächsten Tag wie geplant: jeweils morgens und abends eine Placebokapsel. Schmerzmittel wie immer nach Bedarf. Erst blieb alles beim Alten, aber nach zwei Wochen änderte sich etwas. Die Schmerzen fühlten sich anders an, wurden deutlich erträglicher. Echte Schmerzmittel brauchte sie immer weniger.

Ähnlich ging es auch anderen. Im Gegensatz zu einer Kontrollgruppe ohne Placebos zeigte die Gruppe mit den Zuckerpillen am Ende der Testzeit einen signifikanten Rückgang der Schmerzen. Die ProbandInnen fühlten sich außerdem körperlich fitter und weniger depressiv. Speziell Susannes Beschwerden waren so gebessert, dass sie auch bei unserem Drehtermin zwei Jahre nach der Studie höchstens noch drei bis vier Schmerztabletten brauchte – wohlgemerkt im ganzen Monat!

Kein Wunder und keine Einbildung

Wie kann so etwas gehen? Mag sein, dass es am Einführungsvideo mit den positiven Aussagen über die Wirkung der Scheinpillen gelegen hat. Mag auch sein, dass es das spannende Setting der Universitätsstudie an sich gewesen ist: Alles konzentriert sich auf das Thema Behandlung; viele Profis kümmern sich, untersuchen und stellen Fragen. Das macht Eindruck und könnte unbewusst durchaus Hoffnung schürende Gedanken und damit entsprechende Selbstheilungskräfte anregen. Die zugrunde liegenden Mechanismen werden noch weiter untersucht. Fest steht aber: Ein Wunder war es nicht und Einbildung auch nicht.

Laut Ted Kaptchuk, Medizinprofessor in Harvard und Star der internationalen Placeboforschung, stützen sich solche Effekte auf reale biopsychologische Phänomene, die wiederum komplexe neurobiologische Abläufe im Gehirn aktivieren. Forschende auch in Deutschland konnten diese Prozesse bereits in Kernspintomografieaufnahmen sichtbar machen. Allein der Gedanke an Linderung kann also bewirken, dass Linderung tatsächlich eintritt.

Kaptchuk kam übrigens bei Menschen, die im Zusammenhang mit einem Reizdarmsyndrom unter Bauchschmerzen litten, zu sehr ähnlichen Ergebnissen. Hier gingen die Beschwerden in der Placebogruppe während drei Wochen so deutlich zurück, dass dies fast genau mit den Erfolgsraten der echten Wirkstoffe übereinstimmte. Für den Wissenschaftler war das ein Hinweis darauf, dass der Placeboeffekt nicht nur auf positivem Denken beruht, sondern dass das Gehirn auch noch über andere Wege veranlasst wird, zwei wichtige Gegenspieler des Schmerzes auszuschütten: die morphinähnlichen Endorphine und den Botenstoff Dopamin. Letzterer spielt im Belohnungssystem unseres Gehirns eine große Rolle und trägt dazu bei, dass Hirnregionen, die normalerweise durch Schmerz aktiviert werden, weniger stark reagieren.

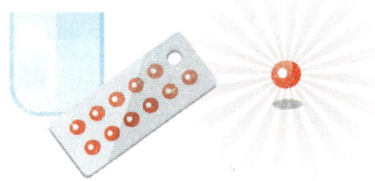

Auch echte Medikamente brauchen Vertrauen, um gut zu wirken

Wenn schon Zuckerpillen eine solche Wirkung entfalten können, wie groß muss dann erst das Potenzial bei echten Wirkstoffen sein, in die man voller Vertrauen seine ganze Hoffnung setzt? In der Tat haben auch echte Arzneimittel immer einen Placeboeffekt.

Daran muss ich jedes Mal denken, wenn ich wegen Kopfschmerzen eine Tablette mit Acetylsalicylsäure schlucke und pünktlich

15 Minuten später beschwerdefrei bin. Zu mindestens 30 Prozent, so sagte mir mal ein Experte, verschwinden meine Kopfschmerzen nur deshalb so zuverlässig, weil ich von dem Medikament überzeugt bin und genau diese Wirkung von ihm erwarte.

Die Essener Professorin für Neurowissenschaften Ulrike Bingel, die seit vielen Jahren zu Placeboeffekten forscht und auch die Studie mit Susanne leitete, schätzt, dass die Wirkung jedes Arzneimittels zu 10 bis sogar 60 Prozent auf einem Placeboeffekt beruht. Das heißt, dass der Glaube an ein Medikament manchmal mehr wirkt als der aufwendig entwickelte Arzneistoff, der drinsteckt. Das muss man sich mal auf der Zunge zergehen lassen.

> »Der Körper geht dahin, wo der Kopf ist.«
>
> Ellen Langer, US-amerikanische Psychologin

Jeder Vertrauensvorschuss, den wir einer Behandlung geben, stärkt also unsere Selbstheilungskräfte und hilft einer Therapie, das Maximum an Wirkung zu erzielen. Und die Aufgabe des Arztes oder der Ärztin ist es, uns PatientInnen genau dabei zu unterstützen. Aber andersherum geht's leider auch. Um bei meinem eigenen Beispiel zu bleiben: Würde ich die Kopfschmerztablette nur widerwillig schlucken, weil mich vielleicht jemand dazu überredet hat, ich aber vom Nutzen nicht überzeugt bin, würde das bewährte Arzneimittel meinen Schmerz wahrscheinlich weniger gut, vielleicht sogar überhaupt nicht verringern.

Neurologin Bingel fand in einer weiteren Studie heraus, dass positive Erwartungen den schmerzstillenden Effekt des stark wirksamen Opioids Remifentanil verdoppeln kann. Umgekehrt konnten negative Erwartungen seine Wirkung fast komplett ausschalten.

Das Unterbewusstsein hört mit

Ich persönlich würde verschriebene Arzneimittel daher niemals als »giftige Chemie« bezeichnen und als schädlich betrachten, wie es manche Menschen tun. Das Unterbewusstsein hört immer mit und stellt den Körper innerlich womöglich so ein, dass das Mittel gar nicht wirken kann. Eindrucksvoll war für mich, was eine schwer an Krebs erkrankte Freundin mal beschrieb: »Wenn mir die Chemo per Infusion in die Vene läuft, danke ich jedem Tropfen, weil ich weiß, dass er mir hilft.« Meine Freundin hat die ihr prognostizierte Lebenszeit inzwischen mehr als verdoppelt. Ich bin überzeugt, es liegt auch daran, dass sie eine Chemotherapie nicht als giftig, sondern als lebensrettend betrachtet.

Übrigens gibt es den Placeboeffekt auch in der Chirurgie. 2002 sorgte eine US-amerikanische Studie für Aufsehen: Bei Arthrose im Knie wurde in einer Scheinoperation lediglich ein Hautschnitt gesetzt. Selbst zwei Jahre später hatte dies noch in etwa die gleiche Wirkung hinsichtlich Schmerzen und Kniegelenksfunktion wie eine echte arthroskopische Gelenkspülung.

WAS DARF'S DENN SEIN?

Tropfen, Pillen oder Spritzen? Je aufwendiger die Behandlung, desto effektiver die Wirkung. Infusionen und Spritzen erzeugen eine größere Placebowirkung als Tabletten oder Tropfen. Bittere Arzneien haben sich als wirksamer erwiesen als neutral schmeckende, und teurere Therapien schlagen besser an als billigere. Gegen Schmerzen wirken weiße Pillen am besten, zur Beruhigung bewähren sich eher blaue. Überreicht einem der Arzt persönlich das Medikament, ist das wirkungsvoller, als wenn es von einer Pflegekraft lediglich im Schächtelchen ans Bett gestellt wird.

Beipackzettel kann Noceboeffekt auslösen

Die Gestaltung von Beipackzetteln hält Placeboforscherin Ulrike Bingel übrigens für eine Katastrophe. Die ellenlangen Angaben zu möglichen Risiken und Nebenwirkungen schüchtern viele Menschen dermaßen ein, dass sie die Mittel gar nicht erst einnehmen. Vieles landet tatsächlich gleich im Müll. Werden die Präparate doch geschluckt, dann passiert es häufig, dass gerade die Nebenwirkungen vermehrt auftreten, die dort aufgelistet sind. Solche negativen Erwartungen und ihre zum Teil verheerenden Folgen nennt man Noceboeffekt. Auch *Nocebo* kommt aus dem Lateinischen. Übersetzt bedeutet es: »Ich werde schaden.«

ExpertInnen halten es für mehr als überfällig, in die Beipackzettel endlich auch eine ausführliche Aufklärung über den zu erwartenden Nutzen des Mittels aufzunehmen. Doch das gilt derzeit noch als unerlaubte Werbung.

Woher bekommt man Placebos?

Viele Menschen fragen, woher man Placebos bekommen kann. Tatsächlich verordnen Ärzte und Ärztinnen mitunter Präparate, die zwar einen Wirkstoff enthalten, der aber so niedrig dosiert ist, dass der tatsächliche gewinnbringende Effekt nur auf die Placebowirkung zurückzuführen ist. Auch die Verordnung von homöopathischen Mitteln, die ja im Grunde ebenfalls nur aus Zucker bestehen und dennoch vielen Menschen helfen, ist vor diesem Hintergrund zu sehen.

Bei der Vergabe reiner Placebos, sagte mir ein Experte, gehe der Trend zur offenen Kommunikation. Etwa so: »Ich würde Ihnen dieses Mittel empfehlen. Es beinhaltet keinen Wirkstoff, aber ich habe die Erfahrung gemacht, dass es Menschen in Ihrer Situation sehr gut hilft.«

Beim Placeboeinsatz ist in Zukunft noch einiges denkbar, zum Beispiel die verringerte Dosierung eines notwendigen, aber beson-

ders nebenwirkungsreichen Medikaments. Studien im Zusammenhang mit Immunsuppressiva haben bereits gezeigt, dass der Körper
in nahezu derselben Weise reagiert wie beim echten Präparat, selbst
wenn beispielsweise jede zehnte Tablette geringer dosiert oder sogar
wirkstofffrei ist.

SCHNELLERE ERHOLUNG NACH OP

Nach einer Operation lässt sich offenbar allein durch die innere
Einstellung erheblichen Einfluss auf die körperliche und
seelische Erholung nehmen. Eine Studie der Universitätsklinik
Marburg zeigte das am Beispiel von Herzpatienten
nach einer Bypassoperation. Wer sich vor der OP möglichst
genaue Vorstellungen darüber gemacht hatte, welche
Ziele er hinterher wieder erreichen möchte und auf welchem
Weg er in sein normales Leben zurückzukehren gedenkt,
erholte sich bedeutend schneller.

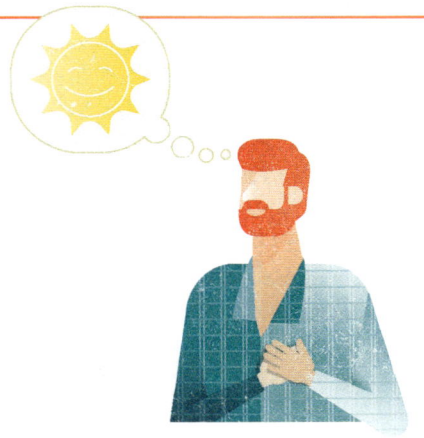

DO-IT-YOURSELF-PLACEBO
IN VIER SCHRITTEN

1. Dem Arzt/der Ärztin vertrauen

Achten Sie auf Ihr Bauchgefühl. Fühlen Sie sich gut aufgeklärt
und ernst genommen? Falls Sie unsicher sind, schauen Sie
sich noch einmal um. Oft helfen Tipps aus dem Freundeskreis.
Haben Menschen, denen man selbst vertraut, besonderes
Zutrauen in ihren Arzt oder ihre Ärztin, kann sich das übertragen.

2. Aufklärung über die Therapie

Lassen Sie sich vom Arzt oder von der Ärztin immer genau
beschreiben, was die verordnete Behandlung im besten Fall
bewirken kann. Gehen Sie gemeinsam den Beipackzettel
durch und machen Sie sich klar, dass dort nur aus juristischen
Gründen weitaus mehr über mögliche Nebenwirkungen
steht als über die zu erwartenden erwünschten Wirkungen.

3. Feste Rituale

Verbinden Sie die Einnahme Ihrer Medikamente mit einem
kleinen Ritual. Würgen Sie die Tabletten nicht im Stehen nebenbei
und womöglich ohne Wasser herunter, sondern setzen Sie sich
kurz hin und machen Sie sich bewusst, dass Sie jetzt etwas für
Ihre Gesundheit tun. Stellen Sie sich vor, was das Mittel im Körper
macht, und freuen Sie sich auf die zu erwartende Wirkung.

4. Positive Vorstellung von der Zukunft

Auch innere Bilder können zur schnelleren Linderung beziehungsweise Heilung beitragen. Es kann helfen, sich vorzustellen,
wie eine Wunde zügig verheilt, der Schmerz weniger wird, eine
Entzündung abklingt oder wie geschmeidig man wieder die
Treppe steigen kann, wenn der Knieschmerz nicht mehr da ist.

SCHWINDEL KANN MAN VERLERNEN

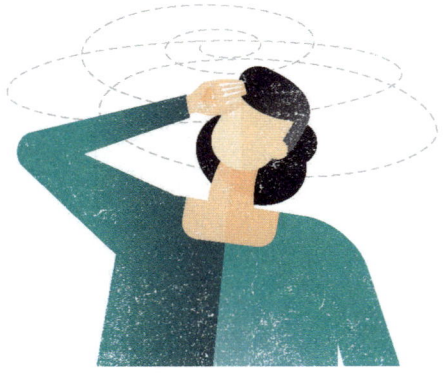

Kleine Übungen halten stabil

Sie kennen sie bestimmt, diese Empfehlungen, die uns oft widersinnig erscheinen:

1. Sie sind luftknapp? Dann laufen Sie möglichst viel!
2. Sie schlafen schlecht? Dann schlafen Sie mal weniger!
3. Sie sind schlapp und antriebslos? Seien Sie aktiv und machen Sie möglichst viel Sport!

Ich kann diese Reihe aus eigener Erfahrung fortsetzen. Als ich letztens beim Hausarzt über Gelenkschmerzen klagte, meinte der nur trocken: »Bewegen Sie Ihre Gelenke mehr!« In so einem Moment denkt man: *Na toll, wie soll das denn gehen, gerade das tut doch weh?!* Aber setzt man die Empfehlung um oder versucht es wenigstens, wird meistens sehr schnell klar: Genau das ist der richtige Weg – selbst wenn es schwerfällt.

Und das gilt auch bei Schwindelattacken. Wenn die Ursache abgeklärt und behoben ist, die Anfälle aber trotzdem immer wieder kommen, dann siehe oben: Sie haben ständig Angst umzukippen, wenn Sie sich bewegen? Bewegen Sie sich trotzdem und ziehen Sie sich nicht zurück! So jedenfalls der Rat von ExpertInnen.

Ich weiß: Schwindelanfälle können einen in seinen Grundfesten erschüttern. Jeder Dritte von uns kennt das. Urplötzlich dreht sich alles, die Umwelt schwankt, oder man hat das Gefühl, zur Seite zu kippen, obwohl man kerzengerade steht. Man sucht nach Halt, traut sich kaum noch, auch nur einen Schritt zu machen. Das Ganze ist eine zutiefst beunruhigende Erfahrung, und natürlich muss geklärt werden, was dahintersteckt.

MÖGLICHE URSACHEN VON SCHWINDEL

Probleme mit dem Blutdruck

Flüssigkeitsmangel

Nebenwirkungen von Medikamenten

Störung im Gleichgewichtsorgan (Lagerungsschwindel)

Herzrhythmusstörungen

Entzündung eines Hirnnervs

Angst- und Panikattacken

Mangelnde Sensibilität in den Füßen durch Diabetes

Unterzuckerung

Multiple Sklerose, Epilepsie, Schlaganfall

Schwindelattacken müssen abgeklärt werden

Das Zentrum unseres Gleichgewichtssinns liegt im Innenohr. Doch auch andere Organe tragen dazu bei, dass wir die Balance halten. Während uns das Innenohr eine Rückmeldung über Lage und Beschleunigung gibt, vermittelt das Auge Informationen über unsere Stellung im Raum. Sensoren in Muskeln und Gelenken erkennen, wie wir uns bewegen, und das Kleinhirn justiert anhand all dieser Informationen die Muskulatur. Ein komplexes Zusammenspiel, das durch unterschiedliche Ursachen gestört werden kann.

Schwindel selbst ist keine Krankheit, sondern immer nur ein Symptom, also Ausdruck eines zugrunde liegenden Problems. Dabei ist die Spannbreite zwischen harmlosen und gefährlichen Auslösern groß. Flüssigkeitsmangel und Kreislaufprobleme sind häufige und relativ schnell zu behebende Ursachen. Treten aber zusätzlich Sprach- und Sehstörungen oder Lähmungen auf, könnte ein Schlaganfall vorliegen, und es muss umgehend über den Notruf 112 Hilfe geholt werden. Auch bei gleichzeitiger Übelkeit oder Erbrechen müssen die Symptome unbedingt ärztlich abgeklärt werden.

Trotz Behandlung: Schwindel bleibt gespeichert

Mir ist der Leidensweg – zum Glück mit Happy End – von Marianne noch gut in Erinnerung. Die agile Mittsechzigerin schilderte ihre massiven Schwindelattacken in unserer Sendung. Sie fühlte sich ihnen regelrecht ausgeliefert und war ausgesprochen unsicher auf den Beinen. Das ganze Leben drohte, ihr zu entgleiten. Nachdem der Hausarzt keine Diagnose stellen konnte, schickte er die Frau zum Hals-Nasen-Ohren-Arzt. Der erkannte, dass ein Hirnnerv entzündet war. Keine besonders häufige Ursache, aber auch nicht ganz selten. Die eingeleitete Behandlung mit Kortison schlug an, aber trotzdem war der Schwindel nicht weg.

Marianne konnte sich das nicht erklären. Die Nervenentzündung war ausgeheilt, das stand fest. Trotzdem kamen die Attacken immer wieder. Sie fühlte sich hilflos, wurde immer ängstlicher, fiel eines Tages sogar schwankend in Ohnmacht, sodass eine Freundin sie besorgt ins Krankenhaus brachte. Dort wurde klar, dass Marianne ein Problem hat, das sich häufig bei Menschen zeigt, die einmal unter heftigem Schwindel gelitten haben. Die körperliche Ursache ist zwar behoben, aber die früheren Schwindelerfahrungen sind noch immer in Kopf und Körper gespeichert. Ein Urinstinkt.

Negative Erfahrungen kann sich unser Gehirn von jeher leichter und langfristiger merken. Denn wer in grauer Vorzeit aufgrund dieser Erfahrungen Angst bekam, war vorsichtiger und lebte dadurch im Zweifel länger. Bei Schwindel in Schockstarre zu verfallen, sicherte – zumindest für den Moment – das Überleben. Heute gelten die alten Überlebensregeln zum Glück nicht mehr, trotzdem hält auch unser Unterbewusstsein einen einmal erlernten Schwindelmodus noch lange abrufbereit. Schwanken und Unsicherheit zeigen sich immer mal wieder. Je sensibler man dann darauf reagiert und je ängstlicher, desto länger bleibt das Problem bestehen.

WAS UNS SCHWANKEN LÄSST

…ist zum Beispiel, wenn Sehen und Fühlen nicht übereinstimmen. Die Informationen über die Augen versprechen beispielsweise eine stabile Umgebung, während der Gleichgewichtssinn starkes Schwanken registriert – typisch bei See- und Reisekrankheit. Probleme gibt es auch, wenn einlaufende Sinnesinformationen vom Gehirn nicht mehr richtig verarbeitet werden, zum Beispiel bei Demenz. Auch die Psyche kann Schwindelattacken fördern.

Auch Angst macht schwindelig

Das kann in einen Teufelskreis aus Angst und Unsicherheit münden und dazu führen, dass Betroffenen in jeder auch nur annähernd geeigneten Situation erneut schwindelig wird. Die Attacken sind dann vorwiegend psychisch begründet. Ärzte sprechen von phobischem Schwindel. Vielen Menschen hilft es schon, sich klarzumachen, dass nichts Gefährliches dahintersteckt, sondern dass man sein Gehirn »nur« neu justieren muss. Auch Marianne brachte dieses Wissen Erleichterung.

Gleichwohl ist die Umsetzung nicht einfach. Grundlage ist, dass man Mut aufbringt und sich nicht aus Furcht zurückzieht. Zudem muss man sich anpassen, indem man zwar immer mit dem Schwindel rechnet, entsprechenden Situationen aber nicht ausweicht. Nur so können die eingespeicherten, alten »Gefühlsmuster« des Schwindels überschrieben werden. Unser Hirn ist dazu in der Lage, denn es ist plastisch, wie Mediziner das nennen. Der Begriff bezeichnet die Fähigkeit des Gehirns, sich selbst zu regenerieren und neu zu strukturieren. Geduld ist dabei wichtig, denn das kann dauern.

Gezielte Physiotherapie, die der Hausarzt verordnen kann, hilft dabei. Es gibt aber auch zum Selbermachen für zu Hause viele einfache, nützliche Übungen, die ich Ihnen auf den folgenden Seiten vorstelle – darunter meinen Lieblingstipp: tanzen!

Marianne freut sich übrigens wieder ihres Lebens. Der Schwindel ist noch nicht ganz verschwunden, aber er macht ihr keine Angst mehr. Sie kann damit umgehen, und es wird von Tag zu Tag besser.

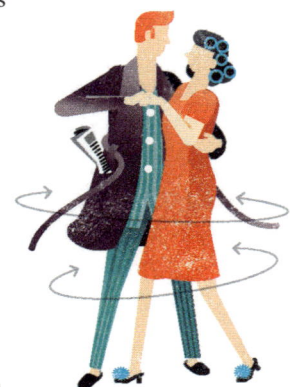

KLEINES ANTI-SCHWINDEL-TRAINING

Im Bett liegend sicher in den Tag starten

Ziel der ersten Übungen ist es,
den Kreislauf für das Aufstehen fit zu machen.
Dann fällt der stabile Stand viel leichter.

1.

Lufttreten: Decke zur Seite schlagen, Beine leicht anziehen
und mit den Füßen im Wechsel nach oben treten.

2.

Luftboxen: Fäuste ballen und einige Sekunden lang
schwungvoll in Richtung Decke boxen.

3.

Kurz ausruhen, dann Treten und Boxen kombinieren.

Im Sitzen den Nacken entspannen

Viele Betroffene halten aus Angst vor Schwindel den Hals steif.
Das kann Schwindel wiederum fördern. Hilfreich ist die
folgende einfache Mobilisation der kleinen Kopfgelenke. Die
kleinen, langsamen Bewegungen reichen aus, um die
Muskulatur zu lockern, zu durchbluten und der Angst vor
Schwindel entgegenzuwirken.

4.

Auf einen Stuhl setzen und mit dem Kopf ganz leichte
Nickbewegungen machen.

Im Stehen standhaft bleiben

Manchmal ist Schwindel auch eher Benommenheit, die auf mangelhafter Sensibilität der Nerven in den Fußsohlen beruht. Das kann altersbedingt sein oder eine Diabetesfolge. Um die Gleichgewichtsrezeptoren in den Fußsohlen zu stimulieren und die Durchblutung anzuregen, bieten sich die folgenden Übungen an. Die Rezeptoren unter den Füßen senden die Signale an das Gehirn, und dieses lernt auf Dauer, die Füße wieder besser wahrzunehmen. Man entspannt sich, der Stand wird stabiler, der Schwindel lässt nach.

5.

Barfuß oder mit Strümpfen einen Fuß auf einen kleinen Igelball stellen. Den Ball mit Kraft drücken, dann wieder lockern, dabei vor- und zurückrollen.
Trainieren Sie pro Fuß 1 Minute lang, und das 3-mal am Tag.
Halten Sie sich dabei zur Sicherheit irgendwo fest.

6.

Ein gutes Gleichgewichtstraining ist auch, auf einem weichen Kissen oder Schaumgummi auf der Stelle zu treten. Halten Sie sich dabei an einer Stuhllehne fest.
Steigern lässt sich die Übung, indem Sie mit geschlossenen Augen weitertreten.

 UND MEIN LIEBLINGSTIPP DARF HIER NICHT FEHLEN

Tanzen Sie! Am besten zunächst mit einem Partner, der Ihnen Halt gibt und dadurch die Angst vor Schwindelattacken nimmt. Tanzen stärkt die Orientierung im Raum, verbessert Koordination und Balance und vor allem: Es macht Spaß.

...zum

Vorbeugen

und

Wissen

Manche Menschen werden dick,
nicht obwohl sie viel Obst essen,
sondern genau deshalb. Wer sich fit
hält und vorbeugt, tut gut daran.
Doch der Teufel steckt im Detail.
Und wie so häufig ist auch hier oft
weniger mehr.

———————————

KNEIPPEN LIGHT

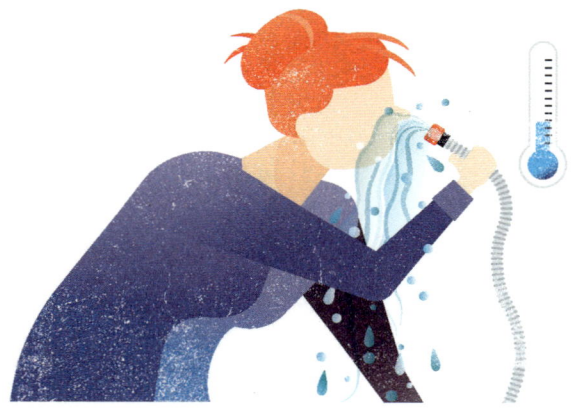

*Die Abwehr stärken
in 150 Sekunden*

Es gibt so viele tolle und oft wirklich einfache Tipps zur Stärkung der Gesundheit, doch jede Umsetzung braucht ihre Zeit. Würde man sich diese Zeit für alles, was guttut, nehmen, käme man rund um die Uhr zu nichts anderem mehr.

Aber bei der Empfehlung, die ich Ihnen jetzt ans Herz lege, schlägt man gleich zwei Fliegen mit einer Klappe: Man erfrischt das Gesicht und boostet dabei das Immunsystem. Alles in einem Abwasch also – im wahrsten Sinne des Wortes. Als wir in der Sendung darüber berichteten, war ich sofort begeistert.

Vorwegschicken muss ich, dass ich früher zu den Menschen gehörte, die bei jeder grassierenden Erkältung gleich »Hier!« rufen. Selbst im Sommer nahm ich jeden Infekt mit. Ich hatte einen enormen Verbrauch an Taschentüchern und Nasentropfen. Nicht nur für mich, auch für meine Maskenbildnerinnen war das kein Spaß. Irgendwann war klar: Ich muss mich unbedingt besser abhärten. Und das gelang. Mit Empfehlung von Pfarrer Kneipp – und zwar in der Lightversion.

Nichts für Warmduscher: die Originalversion

Sebastian Kneipp (1821–1897) war kein Mediziner, sondern Theologe, aber bekannt wurde er vor allem durch seine krassen medizinischen Ratschläge. Seine Kaltwasseranwendungen aus dem Buch *Meine Wasserkur* von 1886 sind berühmtberüchtigt: nasse Wadenwickel, ausgiebiges Wassertreten, kalte Güsse am Oberkörper.

All das – und zwar möglichst jeden Tag – verbessert die Abwehrkraft nachweislich. Aber ganz ehrlich: Wer hält solche Torturen im Alltag schon durch? Wer überwindet sich, jeden Morgen den Oberkörper kalt zu übergießen, oder hat Zeit und Lust, zehn Minuten in der Badewanne wie ein Storch von einem Bein aufs andere zu balancieren? Dass das Immunsystem auch schon mit sehr viel weniger Aufwand und Überwindung fitter wird, hat glücklicherweise ein kleines Experiment der Klinik für Naturheilkunde & Integrative Medizin der KEM Evang. Kliniken Essen-Mitte gezeigt.

> »Wer nicht jeden Tag etwas Zeit für seine Gesundheit aufbringt, muss eines Tages sehr viel Zeit für seine Krankheit opfern.«
>
> Pfarrer Sebastian Kneipp

Gesichtsdusche als Antikörper-Booster

Wir gingen der Sache mit großem Interesse nach, denn MedizinjournalistInnen sind auch nur Menschen, die sich zwar gern fit und gesund halten, aber dies am liebsten natürlich auch nur mit möglichst wenig Aufwand. Was wir von den Essenern erfuhren, war wirklich interessant: Sie hatten nämlich untersucht, ob Kneippen auch in vereinfachter Form eine positive Wirkung auf das Abwehrsystem hat. Und tatsächlich: Unser Immunsystem reagiert schon bei simplen kalten Wassergüssen über das Gesicht.

Was für eine tolle Nachricht: Bereits nach einer Woche mit täglich drei Gesichtsduschen, die auf bestimmte Weise durchgeführt wurden, fanden sich 25 Prozent mehr Immunglobuline (Ig) vom Typ A im Speichel der Probanden. IgA sind Antikörper, gewissermaßen die Ordnungshüter in Mund, Nase und Rachen. Je mehr dieser Antikörper sich dort auf unseren Schleimhäuten tummeln, desto weniger Chancen haben Husten-, Erkältungsviren und Co.

WARUM KALTE GÜSSE HEILSAM SIND

Noch sind nicht alle Details erforscht, aber sehr wahrscheinlich beruht der heilsame Effekt auf dem Wechselprinzip von Kälte und Wärme, Anspannung und Entspannung. Unter Kälteeinfluss ziehen sich die Blutgefäße zusammen. Das bedeutet Stress für das Gewebe, denn unser Organismus benötigt möglichst konstante etwa 37 Grad. Stoppt der Kältereiz, erweitern sich die Blutgefäße stark und entspannen sich. Das nennt man reaktive Hyperämie. Sie belebt das Gewebe. Viel mehr Blut fließt jetzt hindurch. Und je besser durchblutet Nase, Rachen und Mundschleimhaut sind, desto mehr Immunglobuline und andere wichtige Abwehrzellen tummeln sich dort, um Angreifer abzufangen.

TÄGLICHE GESICHTSGÜSSE

Das brauchen Sie

Ideal ist ein satter voller Wasserstrahl, der möglichst
drucklos fließen sollte. Sehr gute Dienste tut ein
Duschschlauch, von dem man die Handbrause abschraubt.
Auf eine bestimmte Temperatur kommt es nicht an. Normal
kaltes Leitungswasser geht in Ordnung. Ich persönlich mache
es morgens allerdings so kalt, wie ich es aushalte,
und abends einen Tick lauer, sonst werde ich vor dem
Schlafengehen wieder zu wach.

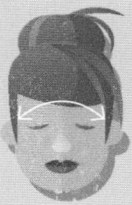 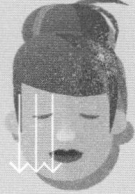 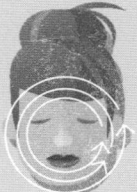

Und so wird's gemacht

Bei dem Essener Experiment wurde der kalte Wasserstrahl
wie folgt über das Gesicht geführt:

1.

zunächst von der rechten Schläfe quer über die Stirn
nach links und wieder zurück;

2.

dann über die rechte Gesichtshälfte dreimal senkrecht von der
Stirn nach unten zum Kinn; und dasselbe auf der linken Seite;

3.

zuletzt dreimal rund um das Gesicht kreisend.

Die Essener Probanden mussten sich übrigens auch täglich mit der Zahnbürste die Zunge schrubben, um die Durchblutung anzuregen und die Abwehrkräfte noch zusätzlich in Wallung zu bringen.

Meine 75-Sekunden-Version

Ich muss gestehen: Zunge schrubben findet bei mir nicht statt. Auch die Art und Weise, wie ich das Wasser über das Gesicht laufen lasse, entspricht nicht genau dem Studienprotokoll, sondern meiner persönlichen Vorliebe. Außerdem dusche ich mein Gesicht statt dreimal täglich nur zweimal ab. Die Prozeduren dauern bei mir morgens und abends jeweils höchstens 75 Sekunden. Ich hab's mit der Stoppuhr gemessen.

Und was soll ich Ihnen sagen: Meinen IgAs scheint das zu reichen. Sie wurden zwar noch nie gezählt, aber dass sie mächtig zugelegt haben müssen und im Kampf gegen Viren, Bakterien und andere Krankheitserreger ganze Arbeit leisten, ist unverkennbar. Ich habe – ganz ehrlich – seither nie wieder eine Nasennebenhöhlenentzündung gehabt und nur noch so selten Anzeichen einer Erkältung, dass ich, wenn ich gefragt werde, nicht einmal mehr weiß, ob wir gerade Taschentücher im Haus haben, geschweige denn Nasentropfen. Und das wusste ich früher absolut präzise.

Ich sage nur: zur Nachahmung absolut empfohlen! Risiken und Nebenwirkungen sind mir zumindest keine bekannt.

Übrigens ... kann man sich natürlich auch einfach mithilfe eines Schälchens, mit dem man aus dem vollen Waschbecken nachschöpft, kaltes Wasser über das Gesicht laufen lassen oder es zur Not auch mit den Händen ins Gesicht schütten. Besser als nichts! Ausführliche Kneippgüsse mit einem weichen Wasserstrahl sind aber spürbar intensiver und sicher auch wirksamer.

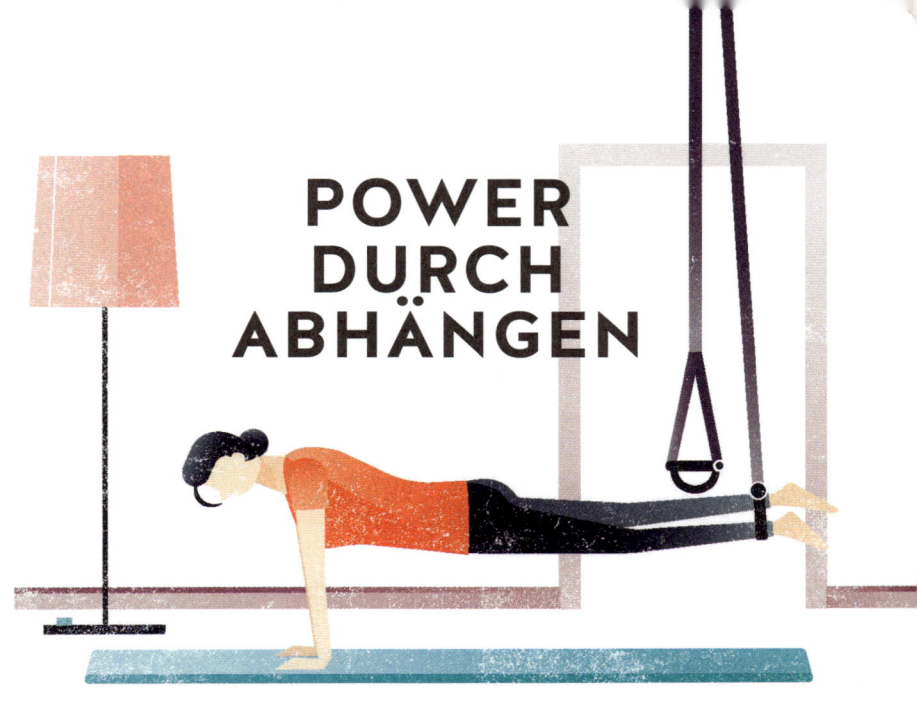

POWER DURCH ABHÄNGEN

Schlingentraining im Wohnzimmer

Ich kenne Sie ja leider nicht persönlich, aber wenn Sie ein Mensch sind, der spielerisch drauf ist, Abwechslung mag, gerne körperlich leistungsfähig bleiben möchte – aber keine Lust mehr auf Fitnessstudios hat, weil die anfängliche Begeisterung erfahrungsgemäß binnen kurzer Zeit in mühsamen Selbstzwang ausartet –, wenn Sie zudem aufgeschlossen sind für eine, sagen wir mal, etwas ungewöhnliche Raumausstattung, dann habe ich hier einen großartigen Tipp für Sie, der Ihr Problem lösen könnte: Sie sollten im größten Zimmer Ihrer Wohnung zwei stabile Haken in der Decke verankern (lassen)! Diese Haken können Ihr Leben verändern. Ich habe auch welche, und bei mir hat es geklappt. Deshalb nehme ich Sie jetzt mal gedanklich mit in mein Wohnzimmer. Aber passen Sie auf, wohin Sie treten, denn überall lauern Stolperfallen: verschiedene Arten und Größen von Faszienrollen liegen herum, ein großer Gymnastik- und mehrere kleine Igelbälle. Außerdem hängen Thera-Bänder an Türgriff und Tischbein. Und wer den Abenteuerspielplatz überwunden hat und sich auf dem Sofa in Sicherheit wähnt, kann trotzdem Pech haben und sich die Zehen an kleinen, harten Hanteln stoßen, die sich dort unter dem Couchtisch verstecken.

Auf dem Fußboden liegt übrigens so gut wie immer meine himmelblaue Gymnastikmatte. Ich bin nämlich ein Angsthase, und wenn beim Tatort gleich ein Mord passiert, springe ich schnell auf die Matte und baue meine Spannung mit ein paar Liegestützen ab.

Mehr Spielplatz als gute Stube

Stimmt, dieser Raum ist kein normales Wohnzimmer, sondern eine Art Spielplatz oder Fitnessraum, aber trotzdem gemütlich und mit Sessel, Sofa, Tisch und Fernseher ausgestattet. Allerdings wird einiges oft hin- und hergeschoben, weil ich beim Üben jede Menge Platz brauche. Zum Beispiel, wenn ich versuche, meine Bestzeit im Dauer-Hula-Hoop zu übertreffen, oder wenn ich auf dem Wackelbrett balanciere und dabei versuche, einen eineinhalb Meter langen vibrierenden Schwingstab um meinen Körper zu führen.

Bei uns gibt es fast alles, was auch schon in der Sendung für gut befunden wurde – egal ob für Muskeln oder Gelenke, Herz oder Hirn. Außer dem Genannten haben wir Jonglierbälle, ein Springseil, im Keller ein Rudergerät und im Garten ein Trampolin. Hat ein Studiogast in der Sendung einfache Übungen für zu Hause erklärt, bin ich mit Sicherheit die Erste, die das gleich am nächsten Tag ausprobiert und die erfolgversprechendsten Tipps auch tapfer weiter umsetzt – und natürlich in der Familie und an Freunde weitergibt.

Strippen baumeln von der Decke

Über den Einsatz von Faszienrollen habe ich ja an anderer Stelle schon geschrieben. Sehr zu empfehlen sind aus meiner Sicht auch Thera-Bänder, Wackelbrett und Schwingstab, weil sich diese Gerätschaften so vielseitig einsetzen lassen. Aber mein heißester Tipp – und jetzt komme ich zum Punkt – hängt an den erwähnten Haken an der Decke: zwei schmucklose, in der Länge verstellbare Synthetikstrippen mit Handgriffen und Schlaufen, die sich in ihrer Gesamtheit Schlingentrainer nennen.

Sie können sich vielleicht vorstellen, dass manche Gäste, die unvorbereitet unser Wohnzimmer betreten, beim Anblick der baumelnden schwarzen Nylonbänder verwundert stutzen. Wenn ich die Sache dann erkläre, passieren manchmal kleine Wunder. Selbst Menschen, die Bewegung über das normale Alltagsmaß hinaus schon lange ad acta gelegt hatten, hängen plötzlich in den Seilen und genießen das ungewöhnliche Körpergefühl.

Übrigens ... muss alles, von dem ich hier berichte, gar nicht teuer sein. Ein Wackelbrett, einen Schwingstab, einen Gymnastikball und einen No-Name-Schlingentrainer inklusive Haken bekommen Sie für weniger Geld, als zwei bis drei Tankfüllungen fürs Auto kosten.

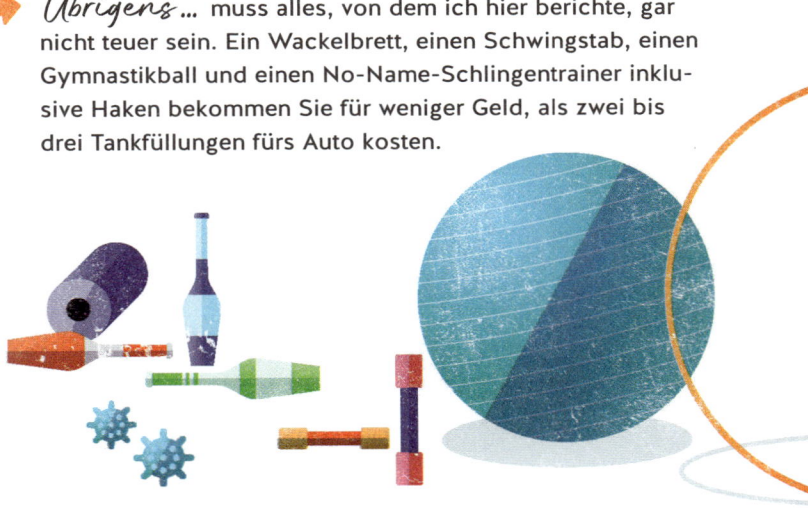

GRUNDFITNESS: DER ALLTAGSTEST

Wer die folgenden Anforderungen täglich wenigstens
einmal schafft, ist körperlich auf der sicheren Seite. Das Gute:
Sie testen und trainieren sich zugleich.

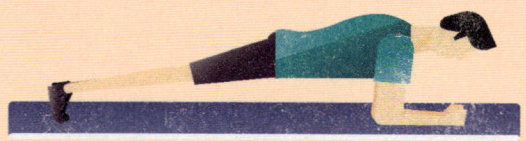

1.

30 Sekunden den Unterarmstütz (Planke) halten –
oder mindestens einen Liegestütz.
Gelingt dies, sind Bauch, Rücken und Po kräftig genug, sodass
uns ein Schubser nicht gleich zu Fall bringt. Und wer doch mal
stürzt, kommt aus eigener Kraft wieder auf die Beine.

2.

In 2 Minuten 100-mal im Stand die Knie abwechselnd heben.
Das geht ordentlich auf die Pumpe, stärkt aber die Ausdauer.
Dann schafft man auch in letzter Sekunde noch den Bus.

3.

5-mal dehnen: Im Stehen vornüberbeugen und bei
gestreckten Beinen mit den Fingern die Füße berühren.
Das zu können ist wichtig für unkompliziertes
Schuheanziehen und Fußpflege.

4.

30 Sekunden auf einem Bein stehen und mit dem freien Fuß
um einen Punkt am Boden kreisen. Dann das Bein wechseln.
Diese Gleichgewichts- und Koordinationsübung
sorgt für einen jederzeit sicheren Stand.

Genial: Der Körper als Trainingsgerät

Ich bin ein Riesenfan des Schlingentrainings. Dabei wird der Körper mithilfe des Seil- und Schlaufensystems zu seinem eigenen Trainingsgerät. Bei jeder Übung hängen entweder Füße oder Hände in den wackeligen Schlaufen. Der jeweils andere Part hat Kontakt mit dem Boden. Ein Teil des Körpers schwebt also immer in der Luft, was völlig neue Bewegungen ermöglicht, aber auch ungewöhnliche Kraftanstrengungen erfordert, die es ordentlich in sich haben können. Ich erkläre das mal am Beispiel des Liegestützes.

Es ist ein großer Unterschied, ob man ihn mit auf dem Boden abgestützten Händen und Füßen macht oder ob man seine Hände in den beweglichen Schlaufen abstützen muss. Bei Letzterem sind die Griffe nämlich aus eigener Kraft stabil zu halten, weil sie sich sonst wegbewegen. Eine echte Herausforderung.

Bei einer weiteren Liegestützvariante hängen die Füße in den Schlaufen, zum Beispiel etwa 40 Zentimeter über dem Boden. Die Hände stützen sich auf die Erde. Sich jetzt aus der abgesenkten Position mit den Armen wieder nach oben zu drücken, ist zumindest für mich wahre Schwerstarbeit. Stelle ich die Schlaufen für die Füße tiefer, geht es etwas leichter.

So hängt, stützt oder lehnt man bei jeder der unzähligen Übungsvarianten irgendwie in den Gurten. Der Schwierigkeitsgrad jeder Übung lässt sich über Neigungswinkel und Körperposition sowie Schlaufenhöhe nach Bedarf fein dosieren. Aber ganz egal, auf welchem Level Sie sich fordern: Mit nur wenigen Übungen trainieren Sie immer alle wichtigen Muskelgruppen auf einmal und schulen obendrein Koordination, Körpergefühl und Beweglichkeit.

Für mich sind die Übungen an den Schlingen das effektivste Training der Welt. Eine ebenso simple wie geniale Erfindung, mit der man auch noch ungemein Zeit spart. Und es wird nie langweilig, denn das Internet ist voll von wirklich gut gemachten Anleitungen für jeden Schwierigkeitsgrad.

Nicht nur Schlingentraining.
Da geht noch mehr…

Zum Lieferumfang des Schlingentrainers gehört in der Regel auch ein Türanker. Damit könnten Sie die Montage der beiden Haken an der Zimmerdecke vermeiden. Für mich stand das aber nie zur Debatte, denn ich hätte bei jeder Übung Angst gehabt, dass von draußen jemand reinkommt oder die Konstruktion nicht hält. Zu echten Haken in der Decke gibt es aus meiner Sicht keine Alternative.

Außerdem kann man daran noch viel mehr Tolles befestigen. Ich hänge zum Beispiel auch oft mein Yogatuch daran auf, in dem ich mich, wie in einer riesigen Hängematte, herrlich entspannen kann. Wer Kinder oder Enkelkinder hat, macht sich beliebt, wenn er eine Schaukel einklinkt, und in der Vorweihnachtszeit darf hier auch gerne mal der Adventskranz baumeln. Aber das Ganze steht und fällt natürlich damit, ob Ihr Mitbewohner der Befestigung der zugegebenermaßen nicht besonders schicken Haken in der makellosen Wohnzimmerdecke zustimmt. Bei meinem Mann dauerte es fast ein Jahr, bis ich ihn endlich so weit hatte.

Mein Tipp

GERÄTE RUMLIEGEN LASSEN

Gönnen Sie sich den Luxus und holen Sie sich das eine oder andere sportspielerische Trainingsutensil ins Haus. Wenn Sie jetzt sagen: »Das benutzt man doch alles gar nicht, das liegt doch bloß rum«, halte ich dagegen: Genau das ist mein Ansatz. Liegen die Sachen herum, fallen sie ins Auge und werden auch mal benutzt. Liegt nichts herum, macht man auch nichts. Der Aufforderungscharakter eines an der Wand lehnenden Hula-Hoop-Reifens ist nicht zu unterschätzen.

HEISSER TIPP: KALTE KARTOFFELN

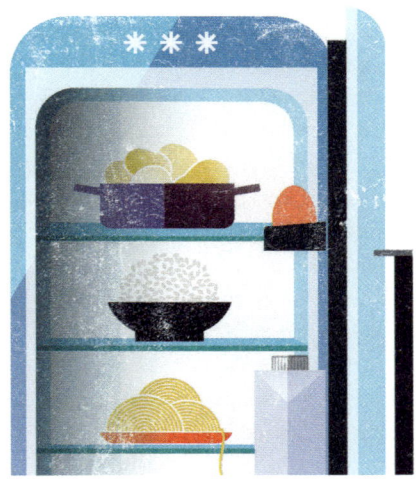

Warum Resteküche gesund sein kann

Hier kommt wieder einer meiner Lieblingstipps, denn er ist total einfach – aber die wenigsten Leute haben je davon gehört. Um gleich auf den Punkt zu kommen: Kartoffeln, Nudeln und Reis sind gesünder, wenn sie nicht frisch zubereitet verzehrt werden, sondern bereits am Vortag gekocht wurden. Und kalorienärmer sind sie dann auch noch. Kein Witz.

Frisch gekocht ist nicht in jedem Fall und unbedingt das Allerbeste. Ernährungsmediziner erwähnten das in meiner Sendung irgendwann mal, und ich bekam beim Zuhören immer größere

Ohren. Mir dämmerte Erfreuliches: Mit meiner Vorratsmarotte, wegen der mich meine Familie manchmal aufzieht, liege ich also genau richtig!

Geliebte Resteküche

Zur Vorgeschichte müssen Sie zwei Dinge von mir wissen. Erstens: Ich liebe Reste. Zweitens: Ich koche gern auf Vorrat. Hängt irgendwie zusammen. Stimmt. Was die Reste betrifft, macht sich das vor allem dann bemerkbar, wenn wir Gäste erwarten. Dann bereite ich grundsätzlich viel zu viel vor. Mein Mann schüttelt meistens den Kopf darüber und versteht bis heute nicht, wie ich es genießen kann, mich noch Tage nach dem Besuch am immer gleichen Angebot im Kühlschrank zu bedienen.

Nachwuchs und Gatte nörgeln entsprechend: »Noch mal Kartoffelgratin?« – »Schon wieder Nudelsalat?« – »Die Reispfanne habe ich doch gestern schon gegessen.« Ich dagegen finde das herrlich: Ran ans gekühlte Büfett. Aussuchen, aufwärmen und nicht extra komplett neu kochen müssen.

Aber natürlich hat man so ein Gästebüfett eher selten, und da sind wir bei Punkt zwei meiner Vorratsmacke. Wer bei uns in den Kühlschrank schaut, findet dort garantiert eine Schale mit gekochten Pellkartoffeln, fertigen Nudeln oder Reis. Ich finde das praktisch. Klar, wieder Aufgewärmtes hat den Ruf, nicht ganz so gesund zu sein wie frisch Gekochtes, aber das stimmt eben nicht uneingeschränkt.

Die wundersame Wandlung der Stärke

Die erfreuliche Botschaft ist: Kartoffeln, Nudeln und Reis, deren Kohlenhydrate größtenteils aus Stärke bestehen und die deshalb als Dickmacher gelten, verändern nach dem Kochen bis zum nächsten Tag ihre Konsistenz. Auf wundersame Weise wird ein Teil der Stärke nach ungefähr zwölf Stunden unverdaulich und liefert folglich auch keine Kalorien. Nebenbei verbessert die unverdauliche

Stärke die Darmflora und beeinflusst den Blutzuckerspiegel positiv. Das Geheimnis liegt im Abkühlvorgang. Wenn Kartoffeln und Co zwölf Stunden lang erkalten, fangen die Stärkemoleküle an auszukristallisieren und werden resistent, also unverdaulich. Sie werden zu einer Art Ballaststoff. Und den können wir sehr gut gebrauchen.

Anders, als viele denken, sind Ballaststoffe nämlich kein überflüssiger Ballast, wie das Wort nahezulegen scheint, sondern extrem gesund. Ernährungsexperten raten dazu, täglich mindestens 30 Gramm Ballaststoffe zu essen. Lieber sogar 40 Gramm. Die meisten von uns schaffen aber gerade mal 20. Für den Optimalwert zwischen 30 und 40 muss man ganz schön futtern. Zum Beispiel mehr als ein halbes Vollkornbrot, fast ein Kilogramm Möhren oder 800 Gramm frische Himbeeren. So viel von einer Sorte schafft kaum jemand, daher ist abwechslungsreiches Essen so wichtig, um am Ende auf die nötige Menge zu kommen. Die resistente Stärke aus den gekochten und abgekühlten Nahrungsmitteln kommt uns da zugute, denn sie trägt mit zur empfohlenen Menge an Ballaststoffen bei und sorgt obendrein für einen gemäßigten Blutzuckerspiegel. So liefert zum Beispiel eine 100-Gramm-Pellkartoffel vom Vortag genauso viele Ballaststoffe wie ein gehäufter Teelöffel Flohsamenschalen.

BALLASTSTOFF-LIEFERANTEN

Einige Beispiele pro 100 Gramm:

- Flohsamenschalen 84 g
- Weizenkleie 45 g
- Leinsamen 35 g
- Haferkleieflocken 19 g
- frische Schwarz-wurzeln 18,3 g
- kalte Kartoffeln 2,5 g

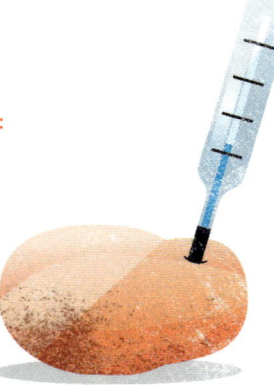

Warum Ballaststoffe so wertvoll sind

Ich gebe zu, dass die zugrunde liegenden Verdauungsprozesse für uns Laien ziemlich kompliziert sind. Deshalb stellen wir uns den faszinierenden Vorgang am besten stark vereinfacht und vor unserem geistigen Auge wie folgt vor:

Wenn Sie Ihre gestern gekochte Kartoffel heute essen, dann wandert sie auf ihrer Reise durch Speiseröhre und Magen bis in die vielfach geschlängelte Welt des bis zu sechs Meter langen Dünndarms. Der ist so lang, um den Nahrungsbestandteilen möglichst viel Fläche zu bieten, auf der sie, bis auf Molekülgröße verkleinert, von der Darmschleimhaut ins Blut aufgenommen werden können. Nicht so jedoch im Fall unserer schon gestern gekochten Kartoffel. Die bleibt im Dünndarm zu einem erheblichen Teil unbehelligt. Eine Enttäuschung für die Verdauungsenzyme vor Ort, die mit resistenter Stärke nichts anfangen, sie also nicht verstoffwechseln können. Doch unser Mitleid hält sich in Grenzen, und das unverdauliche Kartoffelmus rutscht bereits weiter in den etwa einen Meter langen Dickdarm.

Hier knallen nun, bildlich gesprochen, die Korken. Denn für die Darmbakterien ist resistente Stärke aus der Kartoffel ein wahres Festessen. Bifidobakterien und Laktobazillen stürzen sich darauf und verarbeiten das Gourmetfutter unter anderem in Buttersäure. Diese ist eine wichtige Energiequelle für die Schleimhautzellen des Dickdarms, entscheidend für gesunden Zellauf- und -abbau und überdies auch noch antientzündlich wirksam.

Ich habe mehrfach erlebt, wie Ernährungsmediziner und -medizinerinnen über diese Vorgänge geradezu ins Schwärmen gerieten. Denn nicht nur das gesicherte Plus an Stuhlmenge ist erfreulich (je mehr Volumen, desto gesünder!), sondern man vermutet auch, dass ausreichend Ballaststoffe samt resistenter Stärke positive Wirkungen auf Immunsystem, Fettstoffwechsel und Mineralstoffaufnahme haben sowie einen Schutz vor Krebs bieten.

An all dem wird noch geforscht, aber merken können wir uns schon jetzt: Gekocht und abgekühlt ist manches gesünder. Und keine Sorge: Niemand muss deshalb kalt essen. Auch wiedererwärmt bleiben die bekömmlichen Effekte erhalten. Die Deutsche Gesellschaft für Ernährung weist darauf hin, dass die Vorteile durch wiederholtes Erwärmen und Abkühlen sogar noch größer werden.

Allerdings wird man durch ausufernde Resteküche allein nicht schlank. Wie andere Ballaststoffe hält zwar auch resistente Stärke länger satt und hilft so beim Abnehmen, aber wer aus Pellkartoffeln am nächsten Tag fetttriefende Bratkartoffeln oder frittierte Pommes bruzzelt, hat die tollen Effekte schnell zunichtegemacht. Wer deutlich Gewicht verlieren will, kommt an einer grundlegenden Änderung der Ernährungs- und Bewegungsgewohnheiten nicht vorbei.

Mein Tipp
KÖSTLICHE KARTOFFELGERICHTE

Ich koche Kartoffeln grundsätzlich mit Schale und bewahre sie ungepellt im Kühlschrank auf. So verlieren sie weniger wertvolle Bestandteile, halten sich länger und sind auch ein bis zwei Tage später noch goldgelb nach dem Schälen. Und so kommen sie dann bei uns zum Beispiel auf den Teller:
Tag 1: wiedererwärmt mit zerlassener Butter, einem Fischfilet und Blattspinat.
Tag 2: leicht angeröstet mit frischem Rosmarin, normal fettem Quark und Spiegelei.
Tag 3: als Gratin mit Gemüse wie Brokkoli, Möhren und gelber Zucchini. Je bunter, desto besser. Das Ganze mit Schafskäse überbacken und Pinienkernen als Topping. Wenn er könnte, würde der Darm sicher Danke sagen.

MIT BLUTSPENDEN DEN BLUTDRUCK SENKEN

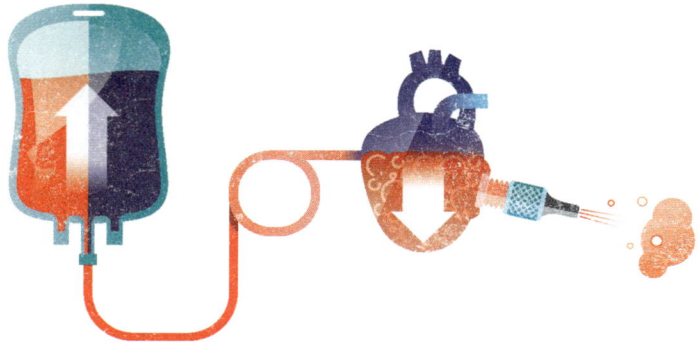

Eine Win-win-Situation

Was würden Sie gegen einen zu hohen Blutdruck lieber tun: täglich Tabletten schlucken, Rote-Bete-Saft trinken, schwarze Schokolade essen oder mit Ausdauersport beginnen? Klingt wie eine Scherzfrage, hat aber einen ernsthaften Hintergrund. Neugierige würden vielleicht die Rote Bete wählen, Süßmäulchen die Schokolade, Optimisten – obgleich ahnend, dass es hart wird – womöglich Ausdauersport, und Skeptiker dürften am ehesten mit Tabletten auf Nummer sicher gehen wollen. Tatsächlich – und das deutet die kleine Auswahl an – gibt es eine erfreuliche Vielfalt an Möglichkeiten, seinen Blutdruck nach unten zu korrigieren, und das nicht unbedingt und in jedem Fall nur mit Medikamenten.

Ich lege Ihnen hier noch eine ganz andere, zugegeben ziemlich ungewöhnliche Möglichkeit ans Herz, weil sie erstens in doppelter Hinsicht positive Wirkung haben kann und zweitens bisher leider noch wenig bekannt ist. Oder haben Sie schon davon gehört, dass sich ein hoher Blutdruck durch regelmäßiges Blutspenden senken lässt?

Vor einiger Zeit berichteten wir in der Sendung über eine wissenschaftliche Untersuchung, die dazu aufsehenerregende Ergebnisse brachte. Die Berliner Charité hatte in einer Studie mit fast 300 ProbandInnen zwölf Monate lang erforscht, ob und, wenn ja, welche Effekte sich auf den Blutdruck zeigen, wenn man bis zu viermal im Jahr zur Ader gelassen wird. Die Ergebnisse waren beeindruckend. Der obere (systolische) Wert sank im Schnitt um 13 mmHg, der untere (diastolische) um 7 mmHg. Durchaus mehr, als eine blutdrucksenkende Tablette erreicht. Der erzielte Effekt war übrigens umso größer, je höher die ursprünglichen Blutdruckwerte gewesen waren. Viele TeilnehmerInnen der Studie waren froh, ihre Medikamentendosis anschließend verringern zu können.

Bei der Gelegenheit fiel mir meine Mutter ein. Für mich ein lebendes Beispiel dafür, welch beeindruckende Wirkung das Blutspenden haben kann. Warum, das ist schnell erzählt.

NORMAL – HOCH-NORMAL – HOCHDRUCK

Werte zwischen 120/80 mmHg und 129/84 mmHg gelten als »normal«. Liegt ein Blutdruck zwischen 130/85 und 139/89, gilt das als »hoch-normal«. Ab einem Wert von 140/90 mmHg ist die Grenze zum Hochdruck, der Hypertonie, überschritten.

Blutspenden kann richtig guttun

Es ist inzwischen etliche Jahre her, dass meine Mutter mich abends aufgebracht anrief und sich über das Deutsche Rote Kreuz beklagte. Fast 25 Jahre hatte sie regelmäßig mehrfach pro Jahr beim DRK ihr Blut gelassen. Aber jetzt hatte man sie einfach wieder nach Hause geschickt, und zwar mit der lieblosen Begründung, sie sei mit 69 als Blutspenderin zu alt. Aussortiert. Wie gemein.

Meine Mutter war zutiefst empört. Nie mehr Schinkenbrot und Käsebrötchen beim After-Spenden-Büfett. Kein Klönschnack mehr mit Gleichgesinnten, während man auf der Liege entspannt zuschaut, wie sich das eigene Blut in einen Plastikbeutel verabschiedet. Und vor allem: Nie mehr das gute Gefühl, anderen Menschen durch die Spende womöglich das Leben zu retten. Schluss, Ende. Meine Mutter war echt in Rage.

Ich verstand das einerseits, redete ihr aber andererseits gut zu:»Du musst jetzt auch mal an dich denken. Du brauchst dein Blut selber. Drei-, viermal im Jahr ein halber Liter weg, das fordert den Körper ganz schön.« Meine Mutter ließ das nicht gelten. Es würden doch ständig Blutspender gesucht, man brauche sie doch, und außerdem tue ihr Blutspenden gut. An diese Aussage dachte ich dann Jahre später zurück – mitten in der *Visite*-Sendung zum Thema »Blutdruck senken ohne Medikamente«.

Doch zurück zu meiner Mutter: Sie bekam ein knappes Jahr nach dem unfreiwilligen Ende ihrer Spenderkarriere die erste Blutdrucktablette ihres Lebens verschrieben. Kein schlimmer Hochdruck, aber doch behandlungsbedürftig.

Und nun kommt's: Zwei Jahre später wurde sie vom DRK wegen akuter Blutkonservenknappheit doch wieder angefragt. Ein Triumph für sie – und zugleich eine interessante Entdeckung für die Hausärztin: Der Blutdruck sank in der Folge nämlich wieder. Und zwar so nachhaltig, dass die Blutdrucktablette halbiert werden konnte.

Wer besonders profitiert

Daraus lässt sich sicher nicht ableiten, dass jeder Mensch nur mal eben Blut spenden muss, und sein Hochdruckproblem ist sofort geringer oder gar beseitigt. Die Wissenschaft vermutet, dass einige Menschen mehr, andere weniger davon profitieren. Bei hohen Ferritinwerten, also einem hohen Eisenspeicherspiegel, sowie bei erhöhtem Hämatokrit, also dickerem Blut (da fragt man am besten seinen Hausarzt), scheint der Aderlass besonders viel zu bringen. Welche Mechanismen dabei in Gang gesetzt werden, ist noch nicht abschließend erforscht.

Einen Teil des Effekts darf man sich wohl ähnlich simpel vorstellen wie bei einem prall gefüllten Fahrradschlauch, aus dem etwas Luft gelassen wird. Logischerweise sinkt der Druck sofort. Warum dieser Effekt aber auch dann anhält, wenn der Körper das Blutvolumen längst wieder aufgefüllt hat, ist noch Gegenstand der Forschung. Charité-Wissenschaftler haben hier ein blutdrucksteigerndes Hormon im Blick, das bei Entnahme einer relevanten Menge Blut vermutlich in seiner Wirkung abgeschwächt wird.

Einen Versuch ist es wert!

Was auch immer für die drucksenkende Wirkung beim Blutspenden verantwortlich sein mag: Ein Versuch kann auf jeden Fall nicht schaden. Schon eine Senkung des oberen Wertes um 10 oder des unteren um 5 mmHg vermindert das Risiko für Durchblutungsstörungen an Herz und Hirn um bis zu 40 Prozent. Selbst wenn man einen normalen oder eher sogar niedrigen Blutdruck hat, sind durch Blutspenden keine Nachteile zu erwarten. Und wer aufgrund seines Alters nicht mehr zur Blutspende eingeladen wird, kann mit seinem Arzt die Möglichkeit eines Aderlasses besprechen.

Selbstverständlich gelten prinzipiell die üblichen gesundheitlichen Ausschlusskriterien, die jedes Mal vor einer Blutspende gewissenhaft gecheckt werden.

AUCH DAS HILFT, DEN BLUTDRUCK ZU SENKEN

täglich 1 Rippe sehr dunkle Schokolade: 3–4 mmHg
täglich 30 g geschrotete Leinsamen: 10 mmHg
täglich 30 g Walnüsse: 4–5 mmHg
Salzreduktion auf 4 g: 5 mmHg (sofern
man auf Salz reagiert)
täglich 2–3 Tassen grüner Tee: 3–5 mmHg
1 kg Gewichtsreduktion: 1 mmHg

Vorsicht beim Salz

...und damit sind nicht die Salzkrümel auf dem
Frühstücksei gemeint, sondern die 11 bis 12 Gramm, die
wir durchschnittlich pro Tag vor allem in verarbeiteten
Lebensmitteln, Fertigprodukten und Wurstwaren aufnehmen.
Deshalb lieber auf die salzig-fettigen Mogelpackungen
verzichten und durch Selbstgekochtes ersetzen. Da weiß man,
was drin ist. Bei salzsensitiven Menschen, und das ist
etwa jeder zweite, kann eine Salzreduktion auf 4 Gramm sogar
den Effekt einer blutdrucksenkenden Tablette erzielen.
Deshalb bei Hochdruck einfach mal vier Wochen die Salzauf-
nahme deutlich verringern. Ist der Blutdruck dann
nicht gesunken, bringt Salzreduktion in dieser Hinsicht
keinen Vorteil.

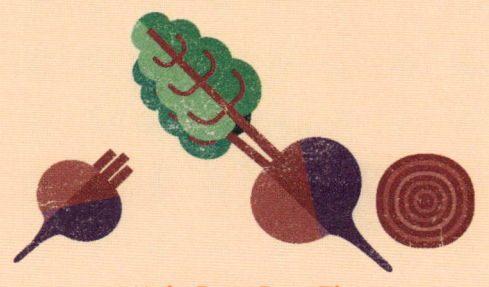

Mein Rote-Bete-Tipp

Ich trinke jeden Tag zwei Gläser Rote-Bete-Saft –
am liebsten gut gekühlt. Das nitratreiche Gemüse
erweitert die Blutgefäße und senkt so den Blutdruck um bis
zu 10 mmHg. Wer nicht auf den puren Saft steht, kann
etwas Apfel- oder Karottensaft dazumischen. Das schmeckt
säuerlich-herb oder lieblich-süß.
Übrigens stand ich mal nach einer Sendung über Rote Bete
und andere blutdrucksenkende Lebensmittel in der Gemüse-
abteilung meines Supermarktes vor leeren Regalen. Kein Scherz.
»Alles weg«, meinte der Verkäufer ahnungslos, »sowohl
Rote-Bete-Knollen als auch -Säfte. Im Fernsehen gab's etwas
über die angeblich gesunde Wirkung.«
Ich dachte nur: *Visite* wirkt.

———

Körperliche Bewegung bringt's

Ich weiß, die meisten stöhnen, wenn man ihnen
mit Bewegung kommt. Ich ja auch, aber es ist wirklich so:
Schon nach einem einzigen Training sinkt der
Blutdruck für mehrere Stunden deutlich ab. Mit 30 Minuten
Ausdauertraining, dazu zählt auch flottes Spazierengehen
mindestens fünfmal die Woche, kann man bis zu
15 mmHg verlieren. Das ist doch was.
Und tägliches Entspannen mit Tai-Chi oder Qigong kann
den Druck um bis zu 9 mmHg senken.

Wichtig: Wann Tabletten nötig sind

Wohl kaum jemand liebt Tabletten, aber wenn über drei bis sechs Monate alle Versuche gescheitert sind, den Blutdruck auf anderen Wegen zu senken, geht an ihnen kein Weg vorbei.

Sofort sind Blutdrucksenker immer dann nötig, wenn der Druck aus Sicht des Arztes besorgniserregend hoch ist. Aber auch dann lohnen sich begleitende nichtmedikamentöse Maßnahmen.

Hochdruck gilt als stiller Killer. Man merkt ihn nicht, aber bleibt er über Jahre unbehandelt, schädigt er die Blutgefäße in Herz, Hirn und Nieren und bereitet Herzinfarkt und Schlaganfall den Weg. Neuere Erkenntnisse des Max-Planck-Instituts Leipzig zeigen, dass die gefährlichen Veränderungen sogar schon bei jungen Erwachsenen im Alter von etwa 30 Jahren Spuren im Gehirn hinterlassen.

Besonders wichtig: Machen Sie es keinesfalls wie ein Zuschauer, der nach einer Sendung schrieb:»Ich habe meine Blutdrucktabletten wieder abgesetzt, weil ich mich damit schlechter als vorher fühlte.« Nach Ansicht von ÄrztInnen ist das supergefährlich. Zwar ist es durchaus möglich, dass man sich zu Beginn der Behandlung schlapper fühlt als vorher, denn schließlich hat der Hochdruck den Körper jahrelang gepusht. Aber hat sich das System erst einmal auf die neuen, gesünderen Druckverhältnisse eingestellt, geben sich auch die nervigen Nebenwirkungen meistens wieder.

Übrigens ... fördert Lärm auch den Bluthochdruck. Laut Weltgesundheitsorganisation bedeutet schon eine regelmäßige nächtliche Geräuschkulisse von mehr als 40 Dezibel (dB) Stress für den Körper und kann zu Bluthochdruck führen. 40 dB erzeugen ein Kühlschrank in einem Meter Entfernung, leichter Regen oder ein normales ruhiges Gespräch. Ich hole mir zur Not mit Ohrstöpseln die nötige Ruhe.

DAS APFELDILEMMA

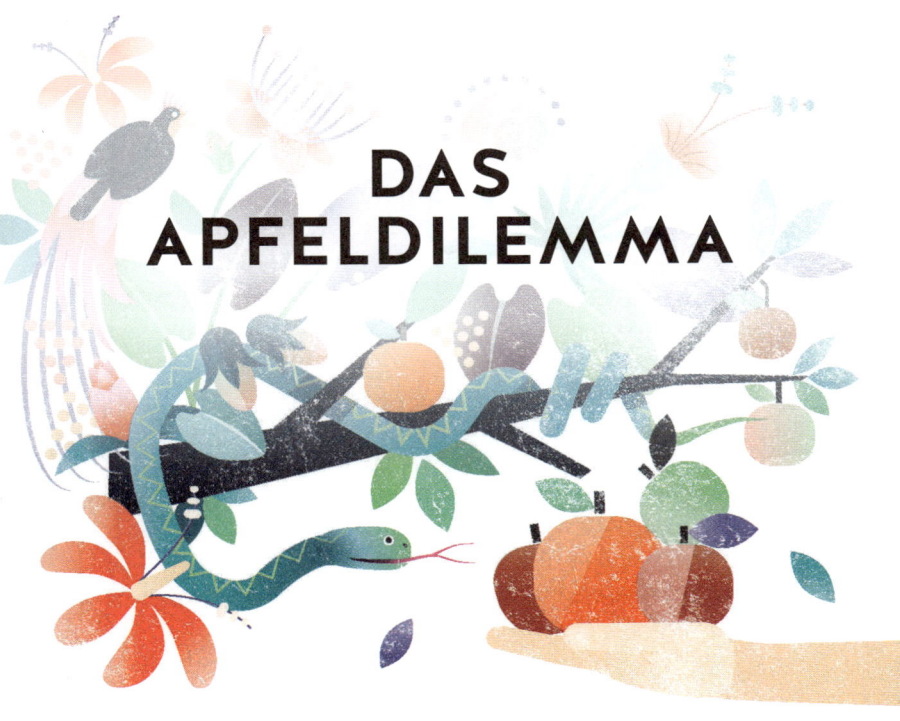

Durch zu viel Obst verfettet die Leber

Jeden Tag reichlich Obst und Gemüse essen – möglichst fünf Portionen! Genau, für die meisten von uns ist das inzwischen der Inbegriff von gesunder Ernährung. Wurde uns ja auch jahrzehntelang so eingetrichtert. Doch allzu pauschal genommen, kann diese Empfehlung das Gegenteil bewirken und dazu beitragen, dass wir uns damit völlig arglos ein gesundheitlich bedenkliches Fettbäuchlein zulegen. Ich wusste das lange Zeit auch nicht. Aber an einem Dienstagabend fiel ich vom Glauben an die uneingeschränkt gesunde Wirkung von Früchten ab.

Nach der Sendung unterhalten wir uns meist noch kurz mit unseren Studiogästen, so auch an diesem Abend. Und während ich genüsslich einen köstlichen, aber zugegeben riesigen Obstberg verzehrte, wies mich einer der Studiogäste charmant darauf hin, dass sich ein Großteil der Apfelstücke, Ananasscheiben, Weintrauben und Erdbeeren in Kürze als Fettvorrat in meinem Bauch einlagern würde. Früchte in rauen Mengen seien keine geeignete Art, um sich gesund zu ernähren, sondern eher das Gegenteil.

Wie bitte? Der Apfel also gewissermaßen ein Wolf im Schafspelz? Ich weiß, das Bild ist schräg, aber Sie werden vielleicht die schöne Redensart kennen: »*An apple a day keeps the doctor away.*« Niemand hat jemals dazugesagt, dass die Betonung auf »ein« Apfel liegen sollte, denn im Singular stimmt das mit dem täglichen Apfel auch. Doch viele Menschen, mich inbegriffen, greifen gerne auch mehrfach zu. Der Gedanke: »Viel hilft viel und kann ja besonders bei Obst nur gesund sein.« Aber damit kann man sich irren.

Vorsicht: Fruktose!

Ich kann Ihnen diese möglicherweise auch für Sie jetzt böse Überraschung nicht ersparen: In Äpfeln lauert ein Feind, den man absolut nicht auf der Rechnung hat. Und der heißt Fruktose. Umgangssprachlich auch als Fruchtzucker bezeichnet. Klingt nach Frucht und damit gesund, ist es aber nicht. Im Gegenteil: Fruktose ist ein wahrer Turbo auf dem Weg zu Übergewicht, hohen Blutfettwerten, Fettleber und Diabetes Typ 2.

Das große Problem: Diesen Zucker, der stärker als normaler Haushaltszucker süßt, versteckt die Industrie in enorm vielen Lebensmitteln, zum Beispiel in Wellnessgetränken und Speiseeis, in Müsli und Fruchtjoghurt. Wer bei solchen Produkten nicht aufpasst oder glaubt, seine Ernährungssünden mit einem Plus an Äpfeln und Co ausgleichen zu können, liegt leider falsch. Unser Stoffwechsel kann mit der vielen Fruktose nämlich gar nichts Tolles anfangen.

Anders ist das bei Glukose, dem Traubenzucker, der zusammen mit Fruktose den normalen Haushaltszucker ausmacht und uns im Alltag die nötige Power verschafft. Natürlich wird man auch durch zu viel Glukose dick, aber dieser Zucker, der schnell ins Blut geht, wird bei Sport und anderer körperlicher Betätigung mithilfe von Insulin flott in die Muskelzellen geschleust und dient als exzellenter Energielieferant. Super. Im Gegensatz dazu kann unser Körper aus Fruktose keine Energie ziehen. Er baut diesen Zucker notgedrungen um und speichert ihn in Fettdepots.

FRUCHTZUCKERMENGE

pro 100 Gramm:

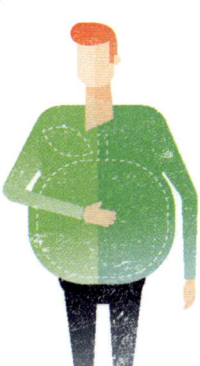

- **Honig: 34 g**
- **Rosinen: 33 g**
- **Gummibärchen: 15 g**
- **Zitronenkuchen: 15 g**
- **Weintrauben: 8 g**
- **Apfelsaft: 6 g**
- **Cola oder Limonade: 5 g**
- **Fruchtjoghurt: 4 g**

Aus Apfel wird Fett

Mal angenommen, Sie haben sich – gesundheitsbewusst, wie Sie sind – für den kleinen Hunger zwischendurch zwei Äpfel besorgt: Bioware, frisch, alles gut. Mit dem letzten Happen, den Sie genießen, haben Sie sich rund 20 Gramm Fruchtzucker einverleibt. Viel. Empfohlen werden höchstens 50 Gramm am Tag, und aus anderen Nahrungsmitteln kommt ja noch einiges dazu. Haben nun die 20 Gramm Fruchtzucker aus den Äpfeln den Darm erreicht, werden sie, vereinfacht gesagt, von dort direkt in die Leber verfrachtet, in Fett umgebastelt und eingelagert – für schlechte Zeiten, die allerdings heutzutage in der Regel nie eintreten. Das Ganze ist dann auch noch ohne Insulinausschüttung passiert und ohne – das ist noch mal richtig fies – dass Sie nachhaltig gesättigt sind. Fruktose macht nämlich nicht einmal satt, stattdessen aber eben fett. Vor allem am Bauch. Die Fettzellen dort fördern jedoch Bluthochdruck, Arteriosklerose und Entzündungen.

Nach dem Genuss eines großen Obstsalats, einer Flasche Fruchtsaft oder eines opulenten Obstsmoothies fluten regelrechte Fruktosewellen den Körper und bringen die fleißige Leber in Not. Die fette Rechnung erhalten wir, wenn Arzt oder Ärztin im Ultraschall eine Fettleber feststellt – aktuell die häufigste chronische Lebererkrankung. Früher fand man die verfetteten Organe fast nur bei Menschen, die zu viel Alkohol tranken. Heute hat weltweit schon fast jeder Vierte wegen Fehlernährung eine sogenannte nichtalkoholische Fettleber. Selbst äußerlich schlanke Menschen können betroffen sein, und mittlerweile ist es bei uns auch jedes zehnte Kind.

Die gute Botschaft: Die Leber ist nicht nachtragend und schafft es in diesem Stadium durch Ernährungsumstellung und mehr Bewegung zurück in den grünen Bereich. Tut man jedoch nichts, kann sich das verfettete Gewebe entzünden, und das Risiko für Leberzirrhose, Leberkrebs und Herz-Kreislauf-Erkrankungen steigt.

FRUKTOSEUNVERTRÄGLICHKEIT

Schätzungsweise 20 bis 30 Prozent aller Deutschen haben eine Fruktoseunverträglichkeit. Sie leiden unter Magen- und Darmbeschwerden, sobald sie mehr als 25 Gramm am Tag aufnehmen. Allein ein halber Liter Apfelsaft enthält bereits 32 Gramm. Gesunden empfehlen Ernährungsexperten nicht mehr als 50 Gramm Fruktose am Tag.

Süße Fruktose – bittere Fakten:

1. Aus Fruktose entsteht im Körper 15-mal mehr Fett als aus derselben Menge Glukose.
2. Fruktose sättigt schlecht.
3. Fruktose wirkt wahrscheinlich appetitsteigernd.
4. Fruktose erhöht das Risiko für Fettstoffwechsel-störungen.
5. Fruktose fördert Bluthochdruck und Gicht.

Fatal: »Fruchtsüße« und Fruktosesirup

Was natürlich gesagt werden muss: Eine Fettleber entsteht sicher nicht allein durch den Genuss von ein paar Äpfeln zu viel. Der wahre Knackpunkt ist die Allgegenwärtigkeit von Fruktose in vielen hoch verarbeiteten Lebensmitteln. Wenn wir von denen die Finger lassen, ist mehr süßes Obst kein Thema.

Wenn auf einem Lebensmittel mit der Aufschrift »Geschmack durch reine Fruchtsüße« oder »weniger Zucker« geworben wird, steckt meistens Fruchtzucker drin. Auch wenn im Kleingedruckten der Hinweis auf Fruktosesirup steht, lasse ich immer die Finger davon. Cool wirkende Sportgetränke mit Fruchtgeschmack und fettarme Milchprodukte enthalten übrigens auch häufig Fruchtzucker. Wer darauf verzichtet, darf auch gerne bei Äpfeln stärker zulangen.

Übrigens … hat die Deutsche Gesellschaft für Ernährung (DGE) ihre Empfehlung »5 am Tag« konkretisiert: Weil Gemüse im Vergleich zu Obst nur wenig Fruktose enthält, sollen es möglichst drei Portionen (insgesamt 400 g) Gemüse und nur zwei Portionen (250 g) Obst sein. Eine der Obstportionen kann auch durch Nüsse und Saaten – wie Sonnenblumen- und Kürbiskerne oder Leinsamen (25 g) – ersetzt werden.

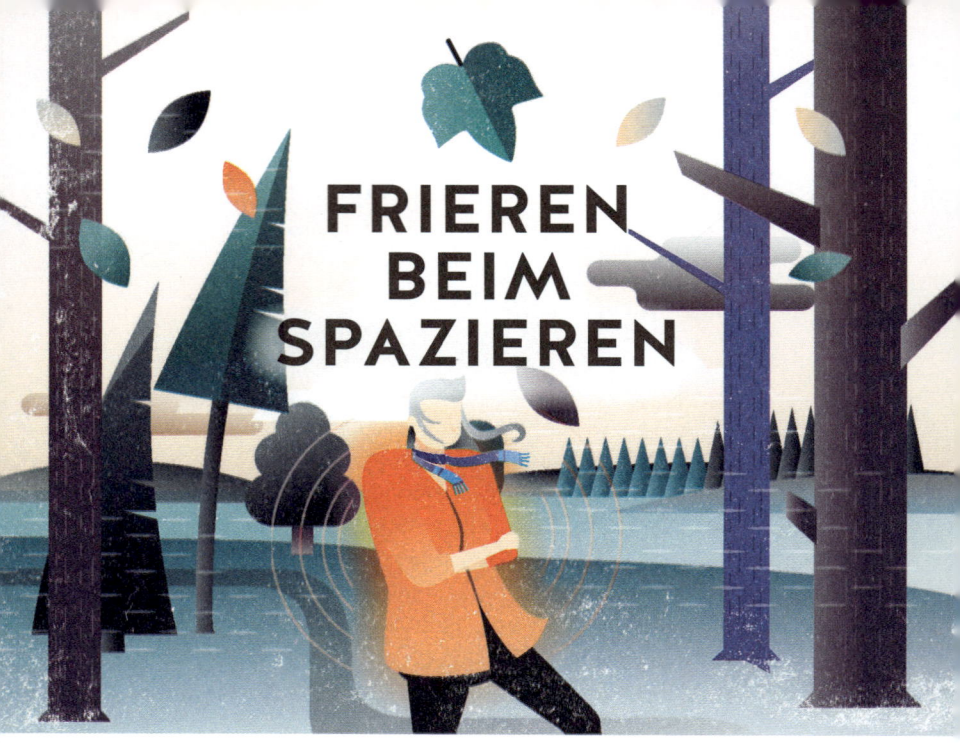

FRIEREN BEIM SPAZIEREN

*Weil braunes Fett
das weiße verbrennt*

Na klar: Raus an die frische Luft tut immer gut. Egal wann, wo und wie lange, Hauptsache, man macht es überhaupt. Ich wusste das natürlich schon lange, muss aber zugeben, dass ich erst während der Coronapandemie bewusst damit angefangen habe, mich tatsächlich jeden Tag mal vor die Tür zu bewegen und zu Fuß eine mehr oder weniger große Runde zu drehen. Mal bin ich 20 Minuten unterwegs, mal 120 Minuten. Je nach Zeit, Lust, Wetter und Begleitung. Aber auf eine Konstante achte ich grundsätzlich: Ich ziehe mich immer so an, dass ich beim Losgehen ein bisschen fröstele.

Finden Sie ungemütlich? Ich auch. Aber ich mache es trotzdem, denn es ergibt durchaus Sinn. Wenn man sich an kalten Tagen nicht allzu warm einmummelt, lassen sich damit zwei tolle Effekte gleichzeitig anschieben: erstens mehr Abhärtung und geringere Infektanfälligkeit und zweitens mehr verbrannte Kalorien und in der Folge vielleicht sogar weniger Gewicht.

Training für Gefäße und Abwehrkräfte

Was dahintersteckt, ist erst mal ein bekanntes Prinzip: Sobald wir aus der warmen Komfortzone unserer Wohnung in eine kühlere Umgebung kommen, reagiert unser Körper. Die Blutgefäße ziehen sich reflexhaft zusammen, und die Durchblutung wird reduziert. Haben wir uns nach einer Weile warm gelaufen, erweitern sich die Adern wieder. Eine Art Gymnastik für die Gefäße.

Macht man das regelmäßig, wird es zu einem effektiven Gefäßtraining, ähnlich dem im Gesicht, wie ich es im Tipp »Kneippen light« beschreibe (siehe ab Seite 126). Die Blutgefäße werden flexibler und damit anpassungsfähiger an Umweltreize. Wir härten uns ab – ganz nach dem Reizprinzip von Pfarrer Sebastian Kneipp. Das stärkt die Abwehrkräfte, den Schutz vor Infekten und erhöht zusätzlich die Widerstandsfähigkeit gegen Stress. Nur Saunieren und kalte Güsse sind noch wirksamer.

Fett, das Kalorien verbrennt

Frösteln im Freien hat noch einen weiteren, enorm interessanten Aspekt: Die Kälte bringt unser braunes Fett in Wallung. Ja, Sie lesen richtig: Wir besitzen Fettzellen, die braun aussehen und völlig anders gepolt sind als die dick machenden weißen Fettzellen. Während weißes Fett Kalorien, die wir nicht sofort verbraucht haben, speichert, tut braunes Fett genau das Gegenteil. Es verbrennt Kalorien und produziert daraus Wärme. Finde ich phänomenal, und der Hit ist: Das braune Fett wird durch Kälte aktiviert und kann, je nachdem, wie lange und wie intensiv wir kühlen Temperaturen ausgesetzt sind, sogar beim Abnehmen helfen.

Weiße Fettzellen werden durch überflüssige Kalorien bekanntlich praller und praller und machen sich polsterartig an allen möglichen, meist unerwünschten Körperstellen breit. Im Gegensatz dazu sind die stark durchbluteten, stoffwechselaktiven braunen Fettzellen echte Poweröfen, nur darauf geeicht, unsere Körpertemperatur unter allen Umständen stabil zu halten. Dafür betreiben sie einen immensen Energieaufwand. Eine faszinierende Einrichtung der Natur.

Und nun stellen Sie sich vor: Sobald wir auch nur leicht frösteln, legen diese Einheizer auf Zellebene mit der Verbrennung los und saugen dafür alle Energie an, die sie bekommen können – sowohl in Form von Kalorien aus der aufgenommenen Nahrung als auch direkt aus dem Speicherfett der weißen Fettzellen.

Wobei aus Sicht der Evolution natürlich beide Fettzelltypen ihre Berechtigung haben. Das weiße Fett rettet vorm Verhungern, das braune vorm Erfrieren.

Der fantastische Trick der Evolution

Jahrzehntelang wusste die Forschung wenig über dieses braune Fett. Man dachte, dass nur Säuglinge nennenswerte Mengen davon besitzen. Denn die haben anfangs noch keine Muskeln, können also nicht zittern und sind deshalb von dieser Form der sogenannten zitterfreien Wärmebildung abhängig. Ein fantastischer Trick der Evolution. Mit dem Erwachsenwerden, glaubte man, verschwinde das Gewebe. Ein Irrtum, wie mittlerweile klar ist.

Nach neuesten Erkenntnissen verfügt jeder von uns über braune Fettzellen und damit über seine eigene Zentralheizung, die bei kalter Umgebung sofort auf Zellebene unzählige Miniöfen anwirft und sekundenschnell Wärme produziert. Diese Fettzellen sitzen vor allem unter dem Schlüsselbein, am Hals, im Nacken und entlang der Wirbelsäule.

Die Menge des braunen Fetts ist bei den Menschen jedoch sehr unterschiedlich. Sie liegt vermutlich zwischen 50 und 150 Gramm. Zugegeben, das klingt nach wenig und ist tatsächlich auch nicht viel. Andererseits darf uns das nicht wundern, denn wir frieren heute einfach zu selten und lassen unser braunes Fett dank Heizungen, Klimaanlagen, Daunenjacken und Co regelrecht verkümmern.

Dass wir heute alles dafür tun, bloß nie zu frieren, ist womöglich ein Fehler. Gleichwohl sieht Prof. Alexander Bartelt, Molekularbiologe und Experte für braunes Fett, in der pharmakologischen Nutzung des Prinzips großes Potenzial. Weil aktivierte braune Fettzellen weißes Fett wegschmelzen können, forscht die Wissenschaft bereits an Medikamenten, die den Effekt der braunen Zellen im großen Stil nachahmen können. Eine solche »Fett-weg-Pille« ist tatsächlich denkbar. Sie könnte eine Riesenchance sein im Kampf gegen die Zivilisationsseuche Übergewicht und damit verbundene Volkskrankheiten wie Diabetes und Arteriosklerose. Bis es jedoch so weit ist, müssen wir weiterhin sooft es geht auch mal frieren.

DIE ENTDECKUNG DER BRAUNEN ZELLEN

Erste Hinweise gab es um 2002. Auf der Suche nach Krebszellen mittels Positronenemissionstomografie (PET), einem aufwendigen Bildgebungsverfahren, fielen MedizinerInnen seltsame symmetrische Muster in den Körpern von Patienten und Patientinnen auf. Man vermutete, dass diese von angespannten Muskeln besonders ängstlicher Personen stammten. Erst sieben Jahre später konnte gezeigt werden, dass es sich bei den seltsamen Flecken um Areale brauner Fettzellen handelte und dass diese durch Kälte aktiviert werden können.

Weißes Fett lässt sich wegfrösteln

Wenn Sie jetzt fragen, wie viele Kalorien beim Frösteln genau vernichtet werden und ob weißes Fett tatsächlich in messbarer Weise verringert wird, verweise ich auf Forschende in Japan, die diesen Fragen als Erste in einer Studie nachgegangen sind.

Normalerweise brauchen wir 22 Grad Celsius Umgebungstemperatur, damit unsere Körperkerntemperatur ohne Aufwand stabil gehalten werden kann. Die japanischen Forscher und Forscherinnen schickten Freiwillige über sechs Wochen täglich für zwei Stunden in einen Raum mit 17 Grad. Alle Teilnehmenden besaßen zu Beginn ein nur wenig bis kaum messbar aktives braunes Fett.

Niemand musste bei dem Versuch mit den Zähnen klappern. Es ging nur darum, ein leichtes Fröstelgefühl zu erzeugen. Nach sechs Wochen waren selbst die ForscherInnen erstaunt: Bei allen Getesteten war der Körperfettanteil signifikant gesunken und die Aktivität des braunen Fettes erheblich gestiegen. Seine Menge hatte sich sogar verdreifacht und dafür gesorgt, dass täglich im Schnitt 200 Kilokalorien zusätzlich verbraucht worden waren. Okay, das ist nicht die Welt, aber immerhin mussten sich die Kandidaten und Kandidatinnen dafür nicht einmal anstrengen. Der Effekt kam allein durch den täglich zweistündigen Aufenthalt bei 17 Grad zustande.

Woraus man wohl folgern muss, dass eine morgendliche kurze kalte Dusche im Sinne des Kneipp'schen Gefäßtrainings zwar absolut zu empfehlen ist, die stoffwechselaktive braune Fettmannschaft jedoch kaum zu dauerhaften Höchstleistungen antreiben dürfte.

Thermogener Lebensstil hilft

Um das zu erreichen, muss man schon über längere Zeit »cool« bleiben. Leider gibt es bislang keine Tabelle dazu, wie viele Kalorien in welcher Zeit bei wie viel Grad Celsius vernichtet werden. Das *Deutsche Ärzteblatt* zitiert Studien, die je nach Auslegung auf Werte zwischen 30 und 500 Kilokalorien pro Tag gekommen sind.

Die Forschung steht noch am Anfang. Festzustehen scheint immerhin, dass es durchaus möglich ist, auch über Jahre schlummernde braune Fettzellen wieder aufzuwecken und zu trainieren. So wie ein Fußballtrainer seine Mannschaft nach der Winterpause wieder in Schwung bringen kann. Insofern birgt ein bewusst thermogener, also die Temperaturen mit einbeziehender Lebensstil nach Meinung der Wissenschaft noch ungeahntes Gesundheitspotenzial.

Mein Fazit: Nicht schon beim leisesten kühlen Lufthauch sofort in die dickste Klamotte springen. Bibbern sollte niemand, aber kühl anfühlen muss es sich schon. Spazieren und etwas frieren – genau das ist wohl perfekt. Und mein Tipp: Eine unterhaltsame Begleitung, ein Telefonat mit Knopf im Ohr oder ein spannender Podcast lassen einen die gesunde Kühle sowieso binnen weniger Minuten vergessen. Und entgegen meiner Befürchtung habe ich mir deshalb noch nie eine Erkältung eingefangen.

i

SCHARFES ESSEN AKTIVIERT BRAUNES FETT

Auch Ernährung kann zu einem thermogenen Lebensstil beitragen. Man weiß inzwischen: Je schärfer die Mahlzeit, desto aktiver das braune Fett. Dafür sorgt vor allem der in Chili und Cayennepfeffer enthaltene superscharfe Wirkstoff Capsaicin, der – je nach Zubereitung – extreme Körperreaktionen hervorrufen kann. Sie kennen das vielleicht: Wenn es richtig scharf ist, läuft einem die Nase, man schwitzt und manchmal kann einem sogar die Luft wegbleiben. Wahrscheinlich auch ein Gruß aus der »Küche« unserer braunen Einheizer vom Dienst. Potenzial vermutet man übrigens ebenfalls bei Koffein, Zimt, Menthol aus Pfefferminze, Ingwer und grünem Tee.

TRICKSEN GEGEN HEISSHUNGER

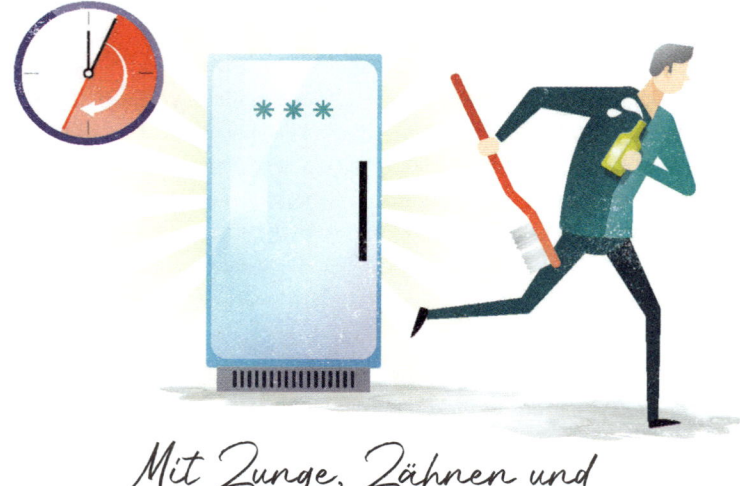

Mit Zunge, Zähnen und Zeitverschiebung

Kennen Sie ihn auch? Diesen Jieper – bei uns in Norddeutschland sagt man auch Janker –, also dieses unwiderstehliche Verlangen nach irgendetwas Leckerem? Je nachdem, was ich zuletzt gegessen habe, ist es meistens genau das Gegenteil, worauf ich mich dann am liebsten heißhungrig stürzen möchte. Ich gebe zu, dass ich – im übertragenen Sinne – im Fernsehen manchmal Wasser predige, zu Hause aber hin und wieder trotzdem Wein trinke. Jeder kennt das: Der Geist ist willig, aber das Fleisch dann doch schwach. Ein Beispiel: Wenn ich lange am Schreibtisch sitze und mich spätabends der Heißhunger auf weiße Schokolade mit ganzen Mandeln überkommt, braucht es schon mehr als riesengroße Selbstbeherrschung, um stark zu bleiben und der süßen Versuchung aus sahnigen 150 Gramm und guten 600 Kilokalorien zu widerstehen. Fatal sind dann Pseudo-Begründungen wie:»Ach, ist doch nur Nervennahrung.« Oder:»Dein Gehirn braucht jetzt eben Zucker, Vera.« Auch wenn so ein Gedanke nur ganz kurz aufkommt, habe ich schon verloren.

Lange habe ich mich gefragt, wie ich bloß dagegen angehen soll. Das oft empfohlene Glas Wasser zu trinken, um den Magen zu füllen, um mich abzulenken oder wozu auch immer, war bei mir meistens nur mittelmäßig erfolgreich und lief eher so:»Okay, das war jetzt ein Glas Wasser, aber nun her mit der Schokolade.« Mir war klar: So durfte das nicht weitergehen. Je älter man wird, desto weniger verzeiht einem der Stoffwechsel solche Ausrutscher.

Deshalb setze ich seit einiger Zeit auf drei Tricks, mit denen ich bisher (fast) jede Heißhungerattacke in den Griff bekommen habe – egal ob auf Süßes, Salziges oder Saures. Und ich bin fest davon überzeugt, dass für Sie auch etwas dabei ist.

Trick Nr. 1: Die Zunge entscheidet

Den ersten Trick habe ich meiner Schwiegermutter zu verdanken, die sich gut mit pflanzlichen Heilmitteln auskannte und in deren Hausapotheke auch immer eine Art Universaltonikum stand: ihr selbst gemachter Schwedenbitter. Das genaue Rezept habe ich mir leider nie von ihr geben lassen, aber so viel weiß ich: Es bestand aus rund einem Dutzend Kräuterextrakten und wurde immer mit hochprozentigem Korn angesetzt.

Wie der Name schon sagt, ist der Geschmack bitter. Gruselig bitter sogar. Aber genau so muss er auch sein, um zu wirken und zum Beispiel den Jieper auf Süßes zu stoppen. Bitterstoffe sind zwar vor allem dafür bekannt, dass sie den Appetit anregen und die Verdauung optimieren, aber sie wirken auch andersherum hervorragend. Zwei, drei Tropfen auf der Zunge reichen dicke, um das Verlangen nach lauthals »Nimm mich!« schreienden süßen Köstlichkeiten sofort abzustellen. Probieren Sie es aus!

Die Wirkung ist erstaunlich und auf zwei mögliche Arten zu erklären. Einerseits damit, dass Bitterstoffe die Produktion der Verdauungssäfte derart heftig und schnell anregen, dass dadurch ultraschnell das Gefühl vermittelt wird, schon satt zu sein. Andererseits könnte hier auch eines der Grundprinzipien der Traditionellen Chinesischen Medizin greifen, das im bitteren Geschmack den Gegenspieler des süßen sieht. Nach dem Yin-und-Yang-Prinzip gleichen sich beide Geschmacksrichtungen aus beziehungsweise blocken sich in diesem Fall gegenseitig. Ein bitterer Geschmack auf der Zunge macht deshalb ad hoc alle Lust auf süße Schokolade vergessen. Einfach mal ausprobieren. Schwedenbitter gibt's in vielen Varianten zu kaufen, auch alkoholfrei.

NASCHLUST – WAS STECKT DAHINTER?

Die Ärztin und Psychoneurobiologin Prof. Kerstin Oltmanns forscht an der Universität Lübeck zu physiologischen und psychologischen Faktoren rund um das Essverhalten. Sie rät, nach dem Warum zu fragen, wenn man außerhalb der drei Hauptmahlzeiten das Bedürfnis hat, etwas zu essen. Steckt Langeweile dahinter, einfach nur Appetit auf einen anderen Geschmack, ist man gestresst oder traurig? Wer das eigentliche Problem erkennt und auf andere Weise als durch Naschen löst, hat gewonnen. Im Notfall einen der drei Tricks anwenden. Die Chancen, den Jieper zu besiegen, stehen dann gut.

Trick Nr. 2: Ablenkung durch Zeitverschiebung

Mein Trick Nummer zwei funktioniert nach dem Prinzip »Zeitverschiebung«. Folgende Szene: Geöffnete Kühlschranktür, köstlicher Duft nach aromatischem Käse, die Hand will zugreifen, da kommt in letzter Sekunde von der Großhirnrinde die Ansage:»Okay, du kannst den Käse essen, aber nicht jetzt, sondern in einer Stunde.« Eine halbe Stunde kann auch reichen, wichtig ist nur, dass ich mir sofort etwas Konkretes vornehme – ohne groß nachzudenken: drei Runden um den Block spazieren, kurz das Altpapier wegbringen oder Laub harken im Garten. Aber auch eine Dusche oder ein Bad in der Wanne funktionieren.

Ablenkung wirkt nach meiner Erfahrung. Und je stärker man sich körperlich dabei fordert, desto länger bleibt erfahrungsgemäß hinterher der Appetit weg. Komme ich nach der Zeitverschiebung am Kühlschrank vorbei, ist die Käsefrage – ganz ehrlich – gar kein Thema mehr. Versuchen Sie es mal!

Sollte allerdings draußen gerade ein Orkantief mit Hagelschauern durchziehen und Sie nicht raus können oder sollten Sie keinen Schwedenbitter im Haus haben, könnte Trick Nummer drei der Richtige für Sie sein.

Trick Nr. 3: Zahnpasta verwirrt den Appetit

Er passt für den Jieper auf süß wie auf salzig und ist ultrasimpel. Sie brauchen nur Zahnbürste und Zahnpasta. Von welchem Appetit auch immer Sie gerade gemartert werden – was sicher funktioniert, ist Zähneputzen. Egal zu welcher Uhrzeit. Für die Mundhygiene ist das immer ein Gewinn und für den Heißhunger immer eine Katastrophe, denn die Geschmacksrezeptoren werden zuverlässig verwirrt. So kommt es, dass ich an manchen Abenden bereits zwei- oder dreimal die Zähne geputzt habe, wenn ich dann irgendwann ins Bett gehe. Hauptsache, der Käse blieb im Kühlschrank, die Chips in der Tüte und die Tafel Schokolade originalverpackt.

SCHLAFMANGEL MACHT HUNGRIG UND DICK

Ich bin ein Nachtmensch und schlafe häufig weniger,
als ich sollte. Daher gibt mir zu denken, was eine schwedische
Studie herausgefunden hat. Demnach verändert bereits eine
einzige durchwachte Nacht merklich unseren Stoffwechsel.
Die Forschenden entdeckten, dass bei den TeilnehmerInnen der
Studie am nächsten Tag mehr Fett als normal eingelagert
wurde. Außerdem verbrauchten die Muskeln für ihre Arbeit
anstelle von Glukose wertvolles Eiweiß.
Warum das so ist, muss noch geklärt werden.
Gut belegt ist hingegen, dass ein ausgeruhtes Gehirn bedeutend
weniger Energie in Form von Zucker benötigt als ein müdes.
Bei Müdigkeit drängt es besonders stark auf rasche Energiezu-
fuhr, zum Beispiel in Form von Fast Food und Süßigkeiten,
und der Jieper wird schnell unkontrollierbar. Mit ausreichend
Schlaf ist man vor Essanfällen sicherer. Außerdem verschläft
man einige Attacken schlicht und einfach.

Übrigens ... ist auch gut belegt, dass ausreichend Schlaf
generell wichtig für unser Wohlbefinden und unsere
Gesundheit ist. Sechs bis acht Stunden sind für die meisten
Menschen eine gute Schlafdauer. Ich werde versuchen,
mich künftig daran zu halten.

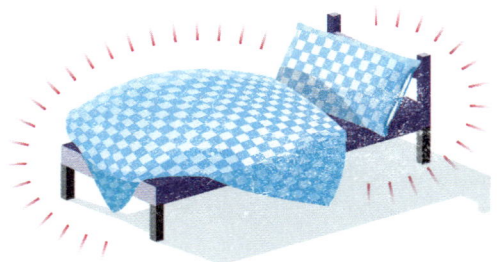

ÜBER DIE AUTORIN

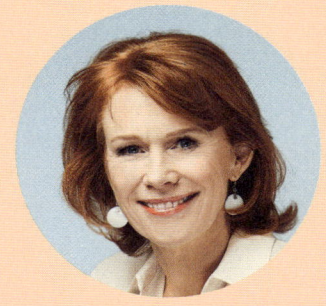

Vera Cordes studierte Germanistik, Pädagogik und Sportwissenschaften und schrieb früh als freie Journalistin für Printmedien. Nach dem Examen absolvierte sie die Axel-Springer-Journalistenschule und arbeitete danach als Nachrichtenredakteurin und -moderatorin bei Hörfunksendern in Berlin und Hannover. 1990 folgte bei RTL Nord der Einstieg ins Fernsehen. Ihre berufliche Bestimmung fand sie 1998 mit dem Wechsel zum Gesundheitsmagazin *Visite* im NDR Fernsehen. Seither ist Vera Cordes das Gesicht der Sendung, moderierte fast 1000 Ausgaben und interviewte mehr als doppelt so viele Medizinexpertinnen und -experten. Vor und hinter der Kamera. Sie wurde mehrfach für ihre Arbeit ausgezeichnet, ist ehrenamtliches Vorstandsmitglied der Deutschen Herzstiftung und engagiert sich in sozialen Projekten.

SACHREGISTER

IMPRESSUM

© 2021 GRÄFE UND UNZER VERLAG GmbH, Postfach 860366, 81630 München

GU ist eine eingetragene Marke der GRÄFE UND UNZER VERLAG GmbH, www.gu.de

ISBN 978-3-8338-7972-2
1. Auflage 2021

Projektleitung: Christof Klocker
Lektorat: Felicitas Holdau
Bildredaktion: Nele Schneidewind
Umschlaggestaltung und Layout: ki 36 Editorial Design, München, Sabine Skrobek
Herstellung: Markus Plötz
Satz: Uhl + Massopust, Aalen
Repro: Ludwig Media, Zell am See
Druck & Bindung: DZS Grafik d.o.o.

Umwelthinweis

Dieses Buch wurde auf PEFC-zertifiziertem Papier aus nachhaltiger Waldwirtschaft gedruckt.

Bildnachweis

Fotos: GU/Robert Grischek: Cover, S. 4, 165
Illustrationen: Ela Strickert

Syndication: seasons.agency

Wichtiger Hinweis

Die Gedanken, Methoden und Anregungen in diesem Buch stellen die Meinung beziehungsweise Erfahrung der Autorin dar. Sie wurden von ihr nach bestem Wissen erstellt und mit größtmöglicher Sorgfalt geprüft. Sie bieten jedoch keinen Ersatz für persönlichen kompetenten medizinischen Rat. Jede Leserin, jeder Leser ist für das eigene Tun und Lassen auch weiterhin selbst verantwortlich. Weder Autorin noch Verlag können für eventuelle Nachteile oder Schäden, die aus den im Buch gegebenen praktischen Hinweisen resultieren, eine Haftung übernehmen.

GRÄFE UND UNZER Verlag
Grillparzerstraße 12
81675 München
www.graefe-und-unzer.de

 www.facebook.com/gu.verlag

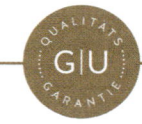

LIEBE LESERINNEN UND LESER,

wir wollen Ihnen mit diesem Buch Informationen und Anregungen geben, um Ihnen das Leben zu erleichtern oder Sie zu inspirieren, Neues auszuprobieren. Wir achten bei der Erstellung unserer Bücher auf Aktualität und stellen höchste Ansprüche an Inhalt und Gestaltung. Alle Anleitungen und Rezepte werden von unseren Autoren, jeweils Experten auf ihren Gebieten, gewissenhaft erstellt und von unseren Redakteur*innen mit größter Sorgfalt ausgewählt und geprüft.

Haben wir Ihre Erwartungen erfüllt? Sind Sie mit diesem Buch und seinen Inhalten zufrieden? Wir freuen uns auf Ihre Rückmeldung. Und wir freuen uns, wenn Sie diesen Titel weiterempfehlen, in Ihrem Freundeskreis oder bei Ihrem Online-Kauf.

Sollten wir Ihre Erwartungen so gar nicht erfüllt haben, tauschen wir Ihnen Ihr Buch jederzeit gegen ein gleichwertiges zum gleichen oder ähnlichen Thema um.

KONTAKT ZUM LESERSERVICE

GRÄFE UND UNZER VERLAG
Grillparzerstraße 12
81675 München
www.gu.de

GRÄFE UND UNZER

Ein Unternehmen der
GANSKE VERLAGSGRUPPE